Gyun-Ho Jeon

A vitamina D e a saúde da mulher: Enfocando o envelhecimento ovariano e a depressão

Gyun-Ho Jeon

A vitamina D e a saúde da mulher: Enfocando o envelhecimento ovariano e a depressão

ScienciaScripts

Imprint

Any brand names and product names mentioned in this book are subject to trademark, brand or patent protection and are trademarks or registered trademarks of their respective holders. The use of brand names, product names, common names, trade names, product descriptions etc. even without a particular marking in this work is in no way to be construed to mean that such names may be regarded as unrestricted in respect of trademark and brand protection legislation and could thus be used by anyone.

Cover image: www.ingimage.com

This book is a translation from the original published under ISBN 978-620-7-45612-3.

Publisher:
Sciencia Scripts
is a trademark of
Dodo Books Indian Ocean Ltd. and OmniScriptum S.R.L publishing group

120 High Road, East Finchley, London, N2 9ED, United Kingdom
Str. Armeneasca 28/1, office 1, Chisinau MD-2012, Republic of Moldova, Europe
Printed at: see last page
ISBN: 978-620-7-61644-2

Prefácio

A vitamina D não só é essencial para a saúde óssea, como também se sabe recentemente que desempenha um papel importante na pressão sanguínea, no controlo do açúcar no sangue e na função imunitária, e sabe-se mesmo que está relacionada com o cancro, as doenças auto-imunes, a obesidade, a reprodução feminina e a depressão. Recentemente, tem aumentado o interesse pelo papel potencial da vitamina D na reprodução feminina e na saúde mental. Embora ainda não seja claramente conhecido, estão a acumular-se resultados que sugerem que a deficiência de vitamina D pode alterar a função ovárica e pode também estar relacionada com a depressão. A função ovárica representa o grau de envelhecimento dos ovários e pode ser estimada como um marcador de reserva ovárica. Curiosamente, a relação entre as alterações hormonais femininas e a depressão já foi estabelecida em muitos estudos, pelo que provar o papel da vitamina D nesta relação pode ser a chave para explicar a depressão relacionada com as hormonas femininas. Neste livro, irá explorar os papéis conhecidos da vitamina D na função reprodutiva da mulher e na depressão, juntamente com dois estudos recentes sobre a ligação da vitamina D aos marcadores de reserva ovárica e à depressão.

Prefácio

Trabalhando como ginecologista, conheci muitas mulheres que sofrem de uma variedade de doenças e problemas de saúde. As mulheres, em especial, podem ter problemas físicos e psicológicos ao longo da vida à medida que sofrem alterações hormonais como a menstruação, a gravidez e a menopausa. Por conseguinte, tem havido muito interesse e investigação sobre os factores que podem afetar as hormonas femininas. Estudos recentes referem que a vitamina D afecta tanto o sistema reprodutor feminino como o sistema nervoso central, o que sugere que a vitamina D pode estar envolvida na fisiopatologia da reprodução feminina e da doença mental. Neste contexto, a minha equipa de investigação partiu do princípio de que a vitamina D teria alguns efeitos na função ovárica e na depressão, ao afetar as hormonas femininas, e investigou dois estudos sobre este assunto. Além disso, a vitamina D não só é bem conhecida como um nutriente essencial para a saúde óssea, como estudos recentes demonstraram que desempenha um papel importante na pressão arterial, no controlo do açúcar no sangue e na função imunitária, estando também relacionada com o cancro, as doenças auto-imunes e a obesidade. Acredito que aprender sobre a relação entre a vitamina D e a saúde da mulher, como a função reprodutiva e a saúde mental, será um conhecimento muito benéfico e servirá de base para informações sobre a suplementação adequada de vitamina D.

Sobre o autor

Gyun-Ho Jeon, M.D., Ph.D. Professor associado,

Departamento de Obstetrícia e Ginecologia, Universidade de Inje, Faculdade

de Medicina, Hospital Haeundae Paik, Haeundae-ro 875, Haeundae-gu, Busan,

Coreia Telefone: 82-51-797-2020, Fax: 82-51-797-2030

Correio eletrónico: jeon285@hotmail.com

Certificada pela Associação Médica Coreana

Certificado de especialista em Obstetrícia e Ginecologia na Coreia

A vitamina D e a saúde da mulher

: Enfoque no envelhecimento dos ovários e na depressão

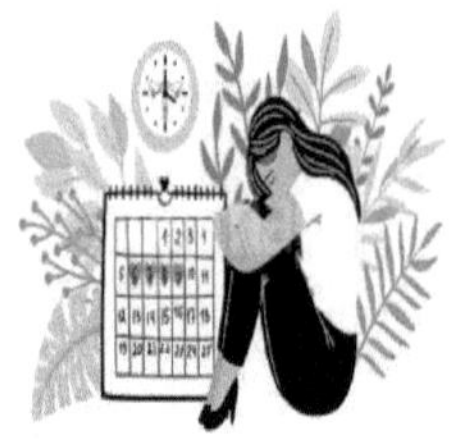

Índice

I. Níveis de vitamina D e marcadores de reserva ovariana em mulheres com amenorreia secundária: Existe uma ligação ?

1.   Introdução

A vitamina D é conhecida por ter uma grande influência na saúde óssea através da regulação da homeostase do cálcio e do fósforo. Recentemente, o sistema reprodutor feminino foi definido como um dos órgãos-alvo não clássicos da vitamina D. A expressão do recetor da vitamina D foi identificada nas células da granulosa do ovário, bem como noutros órgãos reprodutores femininos,

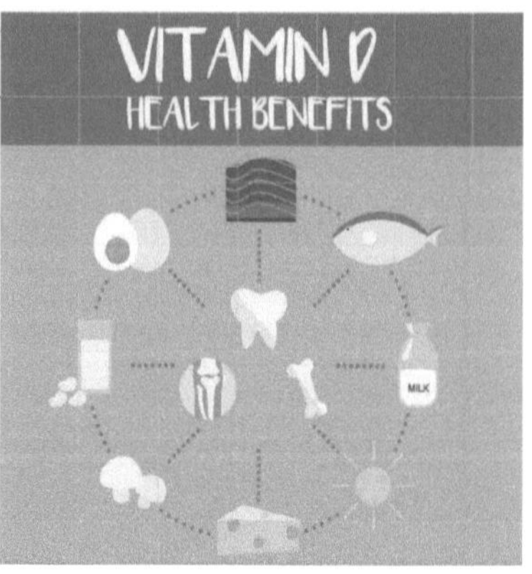

incluindo o endométrio e o útero. Estes resultados sugerem que a vitamina D pode ter um papel potencial na reprodução feminina [1-3]. Vários estudos demonstraram um efeito direto da vitamina D na foliculogénese ovárica e na esteroidogénese em estudos de linhas celulares animais e humanas; os ratinhos mutantes nulos do recetor da vitamina D têm uma foliculogénese deficiente e a vitamina D estimula a esteroidogénese em células ováricas humanas [4,5].

A hormona anti-Mülleriana (AMH) é produzida pelas células da granulosa de pequenos folículos antrais e pré-antrais e, juntamente com a contagem de folículos antrais (AFC), é um marcador representativo bem conhecido da reserva ovárica. A AMH desempenha um papel crucial na foliculogénese e não é afetada pelo ciclo menstrual, o que faz dela o marcador ovárico mais utilizado. Embora ainda não esteja claro como a vitamina D afecta a função reprodutiva feminina, o interesse numa potencial relação entre a vitamina D e os marcadores de reserva ovárica, particularmente a AMH, aumentou desde que se acumularam relatórios sobre o efeito da vitamina D no desenvolvimento folicular. Além disso, foi demonstrada a presença de um elemento funcional de resposta à vitamina D na região do promotor do gene da AMH [6] e resultados experimentais em células da granulosa humanas e animais também relataram que a vitamina D afecta a sinalização da AMH [7,8]. Estes estudos de investigação básica indicaram que a deficiência de vitamina D pode alterar a função gonadal através de uma sinalização anormal da AMH. No entanto, existe uma discrepância nos resultados de estudos clínicos em vários contextos, em que alguns sugerem uma associação significativa entre os níveis de vitamina D e a reserva ovárica, enquanto outros não encontraram qualquer correlação entre a vitamina D e os marcadores de reserva ovárica [9,10]. Considerando esses resultados contraditórios, realizamos este estudo observacional prospetivo para examinar os níveis séricos de vitamina D em pacientes com amenorréia secundária (SA) e investigar a relação entre os níveis séricos de vitamina D e os marcadores de reserva ovariana (ou seja, AMH sérico e AFC) nessas mulheres.

2.   Estudo overview

1)   Conceção do estudo e participantes

Este estudo foi realizado como um estudo de coorte prospetivo durante 12 meses, de março de 2018 a fevereiro de 2019. A população do estudo foi composta por pacientes avaliadas por um único endocrinologista reprodutivo para sintomas de SA. Um total de 63 participantes, excluindo aqueles que preencheram os critérios de exclusão e não consentiram, foram finalmente inscritos neste estudo. O

Os critérios de exclusão deste estudo foram os seguintes 1) mulheres que tivessem tomado medicação hormonal, incluindo contraceptivos orais ou suplementos de vitamina D, nos 6 meses anteriores; 2) mulheres que tivessem sido submetidas a cirurgia do ovário, quimioterapia ou radioterapia; 3) mulheres que tomassem medicação

e/ou a quem foi diagnosticada uma doença sistémica que pode afetar a menstruação (por exemplo, medicamentos psicoafectivos, hormonas da tiroide, diabetes, hiperprolactinemia); 4) mulheres que se recusaram a participar neste estudo. Foram registadas as informações das pacientes, incluindo idade, paridade, altura, peso corporal, causa da SA, época da colheita de sangue (ou seja, para ter em conta as alterações sazonais da vitamina D), medicamentos actuais e outros antecedentes médicos. Para determinar a causa da SA, a síndrome dos ovários poliquísticos (SOP) foi diagnosticada com base nos critérios de Roterdão [11], e a insuficiência ovárica primária (IOP) foi considerada como dois registos de níveis séricos de hormona folículo-estimulante (FSH) superiores a 40 UI/L com, pelo menos, um mês de intervalo numa mulher com menos de 40 anos (ou seja, >2 desvios-padrão [DP] inferiores à idade média da menopausa) [12]. Todos os pacientes cuja etiologia da SA não foi determinada, excluindo mulheres com IOP e SOP, foram considerados anovulação crónica inexplicada [13]. A SOP em adolescentes só foi diagnosticada em mulheres com pelo menos 2 anos após a menarca e que apresentavam SA, hiperandrogenemia e aumento do volume dos ovários na ecografia [14]. Foram colhidas amostras de sangue venoso de todas as participantes para a medição da 25-hidroxivitamina D [25(OH)D] sérica e da AMH no mesmo dia, antes do tratamento da SA. A deficiência de vitamina D foi definida como níveis séricos de 25(OH)D <20 ng/mL com base nas directrizes de prática clínica da Endocrine Society [15]. A AFC foi medida por um ginecologista na primeira consulta da participante em todos os indivíduos com ultrassonografia ginecológica. A AFC representou o número total de todos os folículos antrais, de 2 mm a 10 mm de tamanho, em ambos os ovários. Todas as participantes forneceram consentimento informado por escrito e este estudo foi aprovado pela Comissão de Revisão Institucional do nosso hospital.

2)   Resultados

A idade média dos participantes foi de 26,11±8,05 anos e o índice de massa corporal (IMC) médio foi de 22,75±4,75 kg/m^2 . As características basais e bioquímicas dos participantes são apresentadas na Tabela 1. De todos os participantes, 42,9% (n=27) tinham deficiência de vitamina D (<20 ng/mL) e 57,1% (n=36) tinham níveis normais de vitamina D ($\geq$20 ng/mL). Os níveis médios de AMH e AFC foram 10,86±8,94 µ/L e 15,23±7,65 no grupo com deficiência de vitamina D, e 7,24±5,62 µ/L e 12,30±6,95 no grupo com vitamina D normal, respetivamente. A diferença no IMC, na causa da amenorreia, na época da colheita de sangue e nos níveis de FSH entre os dois grupos não atingiu significado estatístico, mas a idade foi significativamente mais elevada no grupo com vitamina D normal.

Tabela 1. Características dos doentes

Variável	Vitamina D (ng/mL)		Valor *de p*
	< 20	$\geq$ 20	
Idade (ano)	22.54 ± 5.33	27.81 ± 8.65	0.014[a]
IMC (kg/m)^2	22.85 ± 5.17	22.56 ± 4.39	0.823[a]
Causa da amenorreia			
SOP	21 (80.8)	19 (51.4)	0.454[b]
CA inexplicável	2 (7.7)	12 (32.4)	
POI	3 (11.5)	6 (16.2)	
AFC	15.23±7.65	12.30±6.95	0.119[c]
AMH	10.86±8.94	7.24±5.62	0.130[a]
FSH	6.30±4.28	8.25±9.39	0.392[a]
Época da amostra de sangue			
outono	6 (23.1)	2 (5.4)	
primavera	9 (34.6)	11 (29.7)	0.128[b]
verão	6 (23.1)	16 (43.2)	
inverno	5 (19.2)	8 (21.6)	

Os valores são apresentados como média±desvio-padrão ou número (%).

IMC, índice de massa corporal; SOP, síndrome dos ovários policísticos; AC, anovulação crónica; POI, síndrome dos ovários policísticos; AFC, contagem de folículos antrais; AMH, hormona anti-Mülleriana; FSH, hormona folículo-estimulante.

[a]*Os valores de p foram derivados do* teste *U de* Mann-Whitney;[b] Os valores de p foram derivados do teste exato de Fisher;[c] Os valores de p foram derivados do *teste t* independente.

Não houve correlação entre a vitamina D sérica e os níveis de AMH (r=-0,142, P=0,279) ou AFC (r=-0,101, P=0,433) em todas as participantes (Fig. 1).

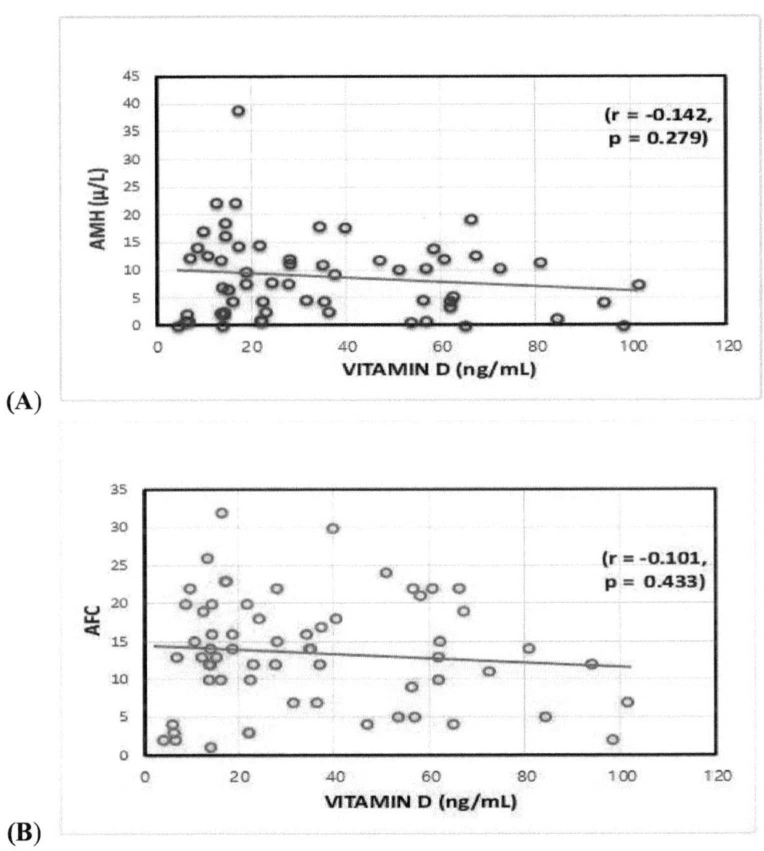

Fig. 1. Não há correlação entre a vitamina D sérica e os níveis de hormona anti-Mülleriana (AMH) (A) ou a contagem de folículos antrais (AFC) (B).

Após a análise de regressão linear univariada do $\log_{10}$ transformado de AMH ou AFC com todas as covariáveis, foi efectuada uma análise de regressão linear multivariada do $\log_{10}$ transformado de AMH ou AFC com vitamina D, idade e IMC, com ajustamento para variáveis de confusão. Embora tenha havido uma associação significativa entre os níveis séricos de AMH e a idade, não houve relações significativas entre os níveis séricos de AMH ou AFC e os níveis séricos de vitamina D: coeficiente de regressão para a vitamina D que prevê o $\log_{10}$ AMH: -0,002, erro padrão (SE): 0,004, P=0,557 (Tabela 2), coeficiente de regressão para a vitamina D que prevê a AFC: -0,042, SE: 0,040, P=0,304 (Tabela 3).

Tabela 2. Coeficientes de regressão na análise de regressão linear univariada e multivariada entre todas as covariáveis e a hormona anti-Mülleriana (AMH) sérica

Covariáveis	Univariada			Multivariada		
	Estimativa±SE	t	Valor de p	Estimativa±SE	t	Valor de p
Vitamina D	-0.007±0.004	-1.962	0.055	-0.002±0.004	-0.591	0.557
Idade (ano)	-0.031±0.011	-2.867	0.006	-0.034±0.013	-2.541	0.014
IMC (kg/m)^2	0.008±0.021	0.370	0.713	0.020±0.022	0.937	0.353
Época[a]						
inverno	-	-				
primavera	-0.177±0.247	-0.715	0.478			
verão	0.301±0.237	1.272	0.208			
outono	-0.310±0.309	-1.002	0.320			

Variável dependente: $\log_{10}$ AMH.

SE, erro padrão; IMC, índice de massa corporal.

[a]Época da amostra de sangue

Tabela 3. Coeficientes de regressão na análise de regressão linear univariada e multivariada entre todas as covariáveis e as contagens de folículos antrais (AFC)

Covariáveis	Univariada			Multivariada		
	Estimativa±SE	t	Valor de p	Estimativa±SE	t	Valor de p
Vitamina D	-0.066±0.036	-1.836	0.071	-0.042±0.040	-1.038	0.304
Idade (ano)	-0.188±0.110	-1.720	0.090	-0.178±0.137	-1.294	0.201

| | 0.121±0.189 | 0.636 | 0.527 | 0.191±0.207 | 0.920 | 0.361 |

IMC (kg/m)^2	0.121±0.189	0.636	0.527	0.191±0.207	0.920	0.361
Época[a]						
inverno primavera	1.400±2.394	0.585	0.561			
verão	4.374±2.327	1.880	0.065			
outono	-2.300±3.069	-0.749	0.456			

Variável dependente: AFCs.

SE, erro padrão; IMC, índice de massa corporal.

[a]Época da amostra de sangue

Na regressão linear univariada e multivariada do SOP modelado com os níveis de vitamina D, também não houve associação significativa entre o SOP e os níveis séricos de vitamina D (Tabela 4).

Tabela 4. Coeficientes de regressão na análise de regressão linear univariada e multivariada entre todas as covariáveis e a síndrome dos ovários policísticos (SOP)

Covariáveis	Univariada			Multivariada		
	Estimativa±SE	t	Valor de p	Estimativa±SE	t	Valor de p
Vitamina D	-0.006±0.002	-2.521	0.014	-0.005±0.003	-1.815	0.075
Idade (ano)	-0.011±0.007	-1.425	0.159	-0.008±0.009	-0.916	0.363
IMC (kg/m)^2	0.015±0.013	1.158	0.251	0.017±0.013	1.228	0.224
Época[a]						
inverno	-					
primavera	0.067±0.165	0.404	0.687			
verão	0.249±0.160	1.556	0.125			
outono	-0.033±0.211	-0.158	0.875			

Variável dependente: SOP.

SE, erro padrão; IMC, índice de massa corporal.

[a]Época da amostra de sangue

Os resultados da regressão linear univariada e multivariada do POI modelado com os níveis de vitamina D também foram semelhantes: coeficiente de regressão±SE: 0,001±0,002, P=0,641, -0,001±0,002, P=0,557, respetivamente). No entanto, os níveis séricos de vitamina D para cada grupo de causas de SA demonstraram uma tendência mais baixa para os níveis de vitamina D nos grupos SOP ou IOP do que no grupo de anovulação crónica inexplicada (31,07±22,05, 31,37±31,89, 48,92±27,69, respetivamente, P=0,056) (Fig. 2). Na análise de regressão logística, as mulheres com deficiência de vitamina D tinham uma maior probabilidade de ter SOP como causa de SA do que as que tinham níveis normais de vitamina D (razão de probabilidades ajustada [OR], 7,559; intervalo de confiança de 95%, 1,28-44,65; P=0,026) após ajustamento para IMC, idade e variação sazonal da vitamina D.

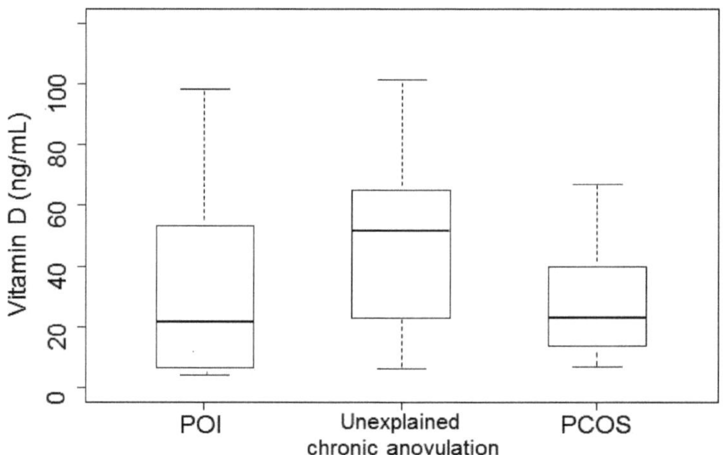

Fig. 2. Comparação dos níveis séricos de vitamina D entre o grupo da insuficiência ovárica primária (IOP), o grupo da anovulação crónica inexplicada e o grupo da síndrome dos ovários poliquísticos (SOP).

3.   Discussão

Este estudo demonstrou que os níveis séricos de vitamina D não estavam relacionados com os marcadores de reserva ovárica entre as mulheres com SA, mesmo após o ajustamento para a idade, IMC, causa da amenorreia e variação sazonal da vitamina D. No entanto, os níveis médios de vitamina D sérica eram diferentes consoante a causa da amenorreia, embora a diferença não tenha atingido significado estatístico (Fig. 2). Em particular, os níveis de vitamina D nas participantes com SOP ou IOP demonstraram uma tendência para níveis séricos de vitamina D mais baixos do que os das participantes com anovulação crónica inexplicável. Além disso, as mulheres com deficiência de vitamina D tinham uma maior probabilidade de ter SOP do que aquelas com níveis normais de vitamina D, após o ajuste para factores clínicos através do modelo de regressão logística. Não calculámos o OR ajustado para POI, uma vez que as participantes com POI constituíam uma parte muito pequena das participantes no estudo. A falta de correlação entre os níveis séricos de vitamina D e os marcadores de reserva ovariana em todas as participantes do nosso estudo está de acordo com vários estudos recentes que também não demonstraram correlação. No entanto, o resultado de níveis mais baixos de vitamina D em participantes com SOP neste estudo deve ser tomado com cautela, considerando os resultados heterogéneos de estudos anteriores [16,17]. Até à data, o papel dos baixos níveis de vitamina D na regulação da AMH ou na fisiopatologia da SOP não é claro, com alguns relatórios anteriores a sugerir que esta deficiência de vitamina D se deve provavelmente à obesidade ou a uma síndrome metabólica que é frequentemente

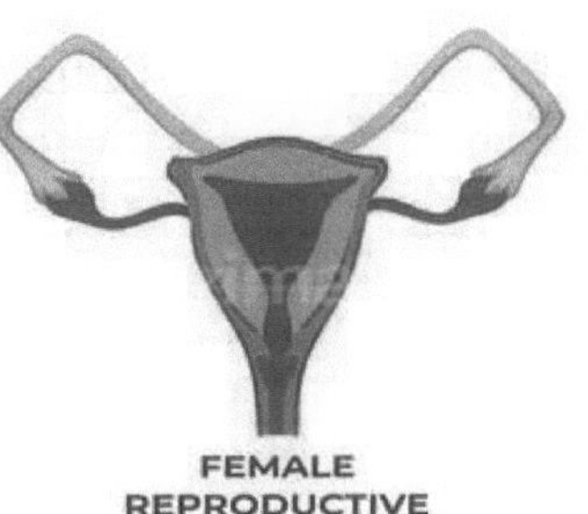

associada à SOP [18,19]. Embora a investigação básica tenha referido que a vitamina D afecta a foliculogénese ovárica e a esteroidogénese, existe pouca informação clínica sobre a forma como a vitamina D afecta os marcadores ováricos, como a AMH. Wojtusik et al. [9] relataram um efeito dose-dependente

diminuição dos níveis de ARNm da AMH nas células da granulosa após tratamento com vitamina

D. Noutro estudo recente, as células da granulosa humanas tratadas com vitamina D exibiram uma sinalização alterada da AMH e demonstraram uma correlação inversa entre o estado da vitamina D no fluido folicular e a expressão do gene mRNA do recetor-II da AMH (AMHT-II) [8]. A ligação da AMH ao recetor-II da AMH (AMHR-II) é conhecida por suprimir a maturação folicular, inibindo o recrutamento de folículos primordiais para o pool de folículos em crescimento e diminuindo a sensibilidade dos folículos à FSH [10]. Uma vez que a vitamina D teve um efeito na regulação negativa da expressão do gene AMHR-II, no processo de fosforilação e na localização nuclear após a ligação AMH-AMHR-II [8], pode estar envolvida na promoção do desenvolvimento folicular, alterando o padrão de produção de AMH e a sensibilidade à FSH nas células da granulosa do ovário [20,21].

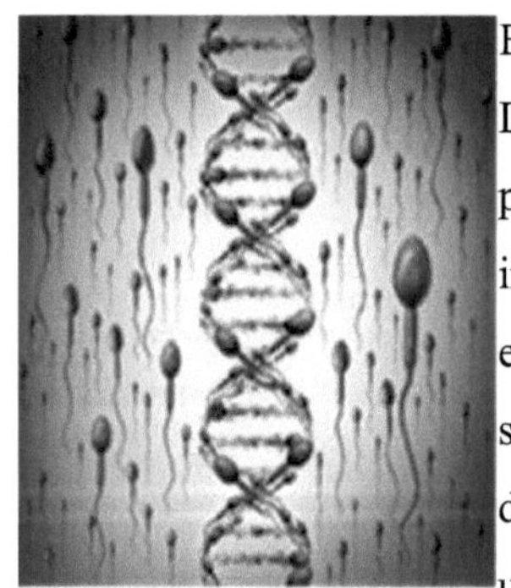

Estudos anteriores sobre a relação entre a vitamina D e os marcadores da reserva ovárica, particularmente a AMH, tiveram resultados inconsistentes. Por exemplo, Merhi et al. [22] encontraram uma relação positiva entre os níveis séricos de vitamina D e de AMH e sugeriram que a deficiência de vitamina D poderia estar associada a uma menor reserva ovárica em mulheres em idade reprodutiva tardia. Dennis et al. [23] também

sugeriu que a vitamina D pode ter um efeito positivo na produção de AMH em adultos, e a extensão da variação sazonal nos níveis de AMH das mulheres correlacionou-se com a extensão da sua variação nos níveis de vitamina D. Num outro estudo com 1 430 mulheres na pré-menopausa, foi encontrada uma correlação negativa entre os níveis séricos de vitamina

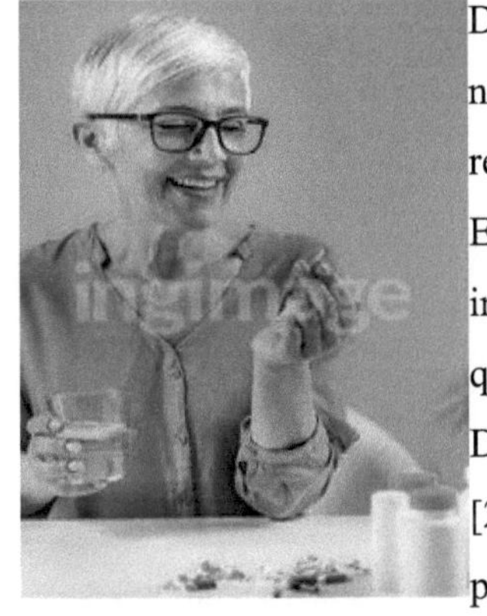

D e os níveis urinários de FSH, sugerindo que níveis baixos de vitamina D podem influenciar a reserva ovárica e a menopausa precoce [24]. Entretanto, um estudo transversal recente que incluiu 283 mulheres inférteis, não revelou qualquer associação significativa entre a vitamina D e os marcadores de reserva ovárica (AMH, AFC) [25], o que está de acordo com um estudo prospetivo que não demonstrou qualquer efeito benéfico da suplementação de vitamina D na normalização dos níveis séricos de AMH [26].

Neste estudo, as mulheres geralmente saudáveis deveriam ter sido incluídas como controlos. No entanto, foi difícil recrutar mulheres saudáveis que se voluntariassem para medir os seus níveis de AMH e vitamina D, pelo que realizámos este estudo em doentes com SA que necessitavam de medições de AMH para o diagnóstico. Estas doentes com SA incluíam mulheres com vários níveis de reserva ovárica, e partiu-se do princípio de que as doentes anovulatórias crónicas inexplicáveis eram semelhantes a mulheres saudáveis com reserva ovárica normal. De facto, as participantes com anovulação crónica inexplicada neste estudo demonstraram uma reserva ovárica normal (dados não apresentados). Além disso, o colecalciferol, a principal fonte natural de vitamina D, é afetado pela exposição solar e pela atividade ao ar livre, pelo que a duração da atividade ao ar livre das participantes também deve ser medida. No entanto, não realizámos um inquérito sobre a atividade ao ar livre dos doentes, uma vez que factores subjectivos poderiam ter-se refletido nesta avaliação. Embora a validade das medições de AMH em pessoas com menos de 20 anos de idade não tenha sido estabelecida, incluímos participantes neste grupo etário e a sua medição de AMH, uma vez que o pequeno número de raparigas no final da adolescência neste estudo foi considerado como tendo atingido maturidade suficiente.

Este estudo é o primeiro relatório sobre a relação entre os níveis séricos de vitamina D e a reserva ovárica em mulheres coreanas. Este estudo foi possível porque foi realizado em pacientes com SA, que incluiu mulheres com vários níveis de reserva ovariana. Além disso, este estudo é reforçado pelo seu desenho prospetivo, que tem um baixo risco de viés de confusão, pelo facto de tanto a AFC como a AMH terem sido medidas como marcador da reserva ovárica e, finalmente, a AMH ter sido medida no mesmo dia que a vitamina D.

No entanto, este estudo tem várias limitações. Em primeiro lugar, este estudo tem uma população de estudo pequena para depois analisar por subgrupo(s) de causas de amenorreia, o que aumenta o risco de viés de seleção ou erro de tipo II. Em segundo lugar, as mulheres saudáveis com ciclos menstruais normais, que não eram doentes com SA, não foram incluídas como controlos. Em terceiro lugar, este estudo foi de natureza observacional, pelo que não podemos interpretar estes resultados em termos de causalidade. Apesar destas limitações, este estudo é o primeiro estudo observacional prospetivo da relação entre a vitamina D e a reserva ovárica em mulheres coreanas com SA, sugerindo que não há associação entre elas. Neste sentido, não é necessário medir rotineiramente os níveis séricos de vitamina D em pacientes com SA com reserva ovariana anormal. No entanto, seria significativo fornecer suplementação de vitamina D, depois de medir a concentração sérica de vitamina D em pacientes com SOP, considerando os baixos níveis de vitamina D em pacientes com SOP neste estudo. No entanto, dada a incerteza sobre a forma como a vitamina D afecta a reprodução feminina e as limitações deste estudo, não é possível tirar conclusões claras. São necessários mais estudos sobre a relação entre os níveis de vitamina D e a obesidade ou anomalias metabólicas em doentes com SOP. Em conclusão, este estudo observacional demonstrou que não havia correlação entre os níveis séricos de vitamina D e os marcadores de reserva ovárica em doentes com SA, mas que a deficiência de vitamina D pode estar associada a doentes com SOP. No entanto, dadas as limitações deste estudo observacional, devem ser realizadas mais investigações prospectivas com uma população maior e um grupo de controlo com a mesma idade para se chegar a conclusões mais definitivas sobre a relação entre os níveis de vitamina D e os marcadores de reserva ovárica.

4.   Referências

1.   Fabris A, Pacheco A, Cruz M, Puente JM, Fatemi H, Garcia-Velasco JA. Impacto dos níveis circulantes de vitamina D sérica total e biodisponível na taxa de gravidez em receptoras de doação de óvulos. Fertil Steril 2014;102:1608-12.

2.   van de Vijver A, Drakopoulos P, Van Landuyt L, Vaiarelli A, Blockeel C, Santos-Ribeiro S, et al. Deficiência de vitamina D e taxas de gravidez após transferência de embriões congelados-descongelados: um estudo de coorte prospetivo. Hum Reprod 2016;31:1749-54.

3.   Franasiak JM, Molinaro TA, Dubell EK, Scott KL, Ruiz AR, Forman EJ, et al. Os níveis de vitamina D não afectam os resultados da FIV após a transferência de blastocistos euplóides. Am J Obstet Gynecol 2015;212:315.e1-6.

4.   Yoshizawa T, Handa Y, Uematsu Y, Takeda S, Sekine K, Yoshihara Y, et al. Os ratinhos que não possuem o recetor da vitamina D apresentam uma formação óssea deficiente, hipoplasia uterina e atraso de crescimento após o desmame. Nat Genet 1997;16:391-6.

5.   Parikh G, Varadinova M, Suwandhi P, Araki T, Rosenwaks Z, Poretsky L, et al. A vitamina D regula a esteroidogénese e a produção de proteína-1 de ligação ao fator de crescimento semelhante à insulina (IGFBP-1) em células ováricas humanas. Horm Metab Res 2010;42:754-7.

6.   Malloy PJ, Peng L, Wang J, Feldman D. Interação do recetor da vitamina D com um elemento de resposta à vitamina D no promotor da substância inibidora de Mullerian (MIS): regulação da expressão de MIS pelo calcitriol em células de cancro da próstata. Endocrinology 2009;150:1580-7.

7.   Dicken CL, Israel DD, Davis JB, Sun Y, Shu J, Hardin J, et al. A deficiência peripuberal de vitamina D3 atrasa a puberdade e interrompe o ciclo

estral em ratinhos fêmeas adultas. Biol Reprod 2012;87:51.

8.   Merhi Z, Doswell A, Krebs K, Cipolla M. A vitamina D altera os genes envolvidos no desenvolvimento folicular e na esteroidogénese em células granulosas do cumulus humano. J Clin Endocrinol Metab 2014;99:E1137-45.

9.   Wojtusik J, Johnson PA. A vitamina D regula a expressão da hormona anti-Mulleriana nas células da granulosa da galinha. Biol Reprod 2012;86:91.

10.   Durlinger AL, Visser JA, Themmen AP. Regulation of ovarian function: the role of anti-Müllerian hormone. Reproduction 2002;124:601-9.

11.   Grupo de trabalho de consenso sobre SOP patrocinado pela ESHRE/ASRM de Roterdão. Revised 2003 consensus on diagnostic criteria and long-term health risks related to polycystic ovary syndrome. Fertil Steril 2004;81:19-25.

12.   De Vos M, Devroey P, Fauser BC. Insuficiência ovariana primária. Lancet
2010;376:911-21.

13.   Chandeying P, Pantasri T. Prevalência de condições que causam anovulação crónica e o algoritmo proposto para a avaliação da anovulação. J Obstet Gynaecol Res 2015;41:1074-9.

14.   Fauser BC, Tarlatzis BC, Rebar RW, Legro RS, Balen AH, Lobo R, et al. Consenso sobre os aspectos da saúde da mulher na síndrome dos ovários poliquísticos (SOP): o 3º Grupo de Trabalho de Consenso sobre SOP patrocinado pela ESHRE/ASRM de Amesterdão. Fertil Steril 2012;97:28-38.e25.

15.   Holick MF, Binkley NC, Bischoff-Ferrari HA, Gordon CM, Hanley DA, Heaney RP, et al. Avaliação, tratamento e prevenção da deficiência de vitamina D: uma diretriz de prática clínica da Endocrine Society. J Clin Endocrinol Metab 2011;96:1911-30.

16.   Wong HY, Li HW, Lam KS, Tam S, Shek CC, Lee CY, et al. Associação independente da vitamina D sérica com os níveis de hormona anti-

Mulleriana em mulheres com síndrome dos ovários poliquísticos. Clin Endocrinol (Oxf) 2018;89:634-41.

17.	Cappy H, Giacobini P, Pigny P, Bruyneel A, Leroy-Billiard M, Dewailly D, et al. Níveis séricos baixos de vitamina D3 e elevados de hormona anti-Mülleriana na síndrome dos ovários poliquísticos (SOP): existe uma ligação? Ann Endocrinol (Paris) 2016;77:593-9.

18.	Hahn S, Haselhorst U, Tan S, Quadbeck B, Schmidt M, Roesler S, et al. Low serum 25-hydroxyvitamin D concentrations are associated with insulin resistance and obesity in women with polycystic ovary syndrome. Exp Clin Endocrinol Diabetes 2006;114:577-83.

19.	Krul-Poel YH, Snackey C, Louwers Y, Lips P, Lambalk CB, Laven JS, et al. O papel da vitamina D nos distúrbios metabólicos na síndrome dos ovários policísticos: uma revisão sistemática. Eur J Endocrinol 2013;169:853-65.

20.	Visser J. Role of anti-Müllerian hormone in follicle recruitment and maturation (Papel da hormona anti-Mülleriana no recrutamento e maturação dos folículos). J Gynecol Obstet Biol Reprod (Paris) 2006;35:2S30-4.

21.	Irani M, Merhi Z. Papel da vitamina D na fisiologia ovariana e sua implicação na reprodução: uma revisão sistemática. Fertil Steril 2014;102:460-468.e3.

22.	Merhi ZO, Seifer DB, Weedon J, Adeyemi O, Holman S, Anastos K, et al. Circulating vitamin D correlates with serum antimüllerian hormone levels in late-reproductive-aged women: Women's Interagency HIV Study. Fertil Steril 2012;98:228-34.

23.	Dennis NA, Houghton LA, Jones GT, van Rij AM, Morgan K, McLennan IS. O nível de hormona anti-Mülleriana sérica está correlacionado com o estado da vitamina D em homens e mulheres, mas não em rapazes. J Clin Endocrinol Metab 2012;97:2450-5.

24.   Jukic AM, Steiner AZ, Baird DD. Associação entre 25-hidroxivitamina D sérica e reserva ovariana em mulheres na pré-menopausa. Menopausa 2015;22:312-6.

25.   Drakopoulos P, van de Vijver A, Schutyser V, Milatovic S, Anckaert E, Schiettecatte J, et al. O efeito dos níveis séricos de vitamina D nos marcadores de reserva ovariana: um estudo prospetivo transversal. Hum Reprod 2017;32:208-14.

26.   Irani M, Minkoff H, Seifer DB, Merhi Z. A vitamina D aumenta os níveis séricos do recetor solúvel para produtos finais de glicação avançada em mulheres com SOP. J Clin Endocrinol Metab 2014;99:E886-90.

5. Resumo

Este estudo observacional em mulheres com SA demonstrou que não havia correlação entre os níveis séricos de vitamina D e os marcadores de reserva ovárica (AMH, AFC), mas que a deficiência de vitamina D pode estar associada a doentes com SOP. No entanto, dadas as limitações deste estudo observacional, devem ser realizadas mais investigações prospectivas com uma população maior e geral e um grupo de controlo com a mesma idade para se chegar a conclusões mais definitivas sobre a relação entre os níveis de vitamina D e os marcadores de reserva ovárica.

II. Associação entre os níveis de vitamina D e a depressão em mulheres com amenorreia secundária

1.   Introdução

A vitamina D é uma vitamina lipossolúvel associada ao metabolismo do cálcio [1] e à estrutura óssea [2], e a deficiência de vitamina D tem sido considerada um importante problema de saúde pública [3]. De acordo com estudos anteriores, a vitamina D não só é essencial para a saúde óssea, como também desempenha um papel importante na pressão arterial, no controlo da glicose e na função imunitária, estando mesmo relacionada com o cancro, as doenças auto-imunes, a obesidade e a depressão [4-6]. Nos resultados de estudos epidemiológicos em grande escala e de revisões sistemáticas da literatura, foi relatada uma associação transversal entre os níveis de vitamina D e a depressão [7]. Num grande estudo de coorte, 25-

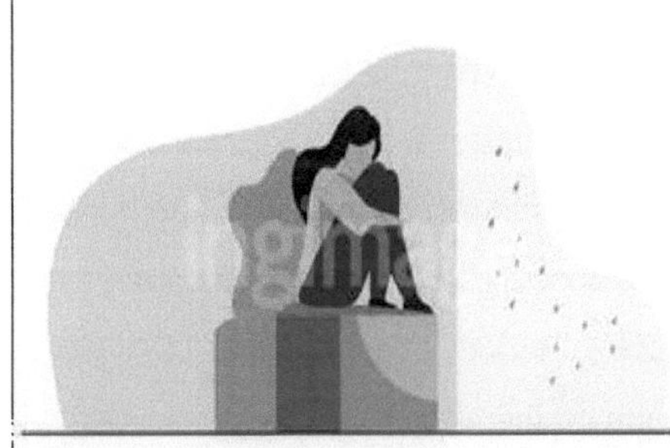

Os níveis de hidroxivitamina D (25(OH)D) estavam relacionados com sintomas depressivos em idosos com 65 anos ou mais que apresentavam uma deficiência grave de vitamina D [8]. Num estudo de coorte recente realizado no Reino Unido,

Ronaldson et al. referiram que a deficiência de vitamina D pode estar a aumentar o risco de depressão em adultos de meia-idade [9]. Além disso, a vitamina D modula a síntese da serotonina [10] e influencia as respostas imunitárias que desencadeiam alterações de humor ao ativar as respostas ao stress [11]. A este respeito, pensa-se que a vitamina D pode estar clinicamente associada à depressão.

Foi relatado que a vitamina D é um dos factores importantes na biossíntese de hormonas femininas, como o estrogénio [12], e na regulação da expressão da hormona anti-Mülleriana (AMH) nas células da granulosa da galinha [13].

Tendo em conta estes efeitos da vitamina D na foliculogénese ovárica e na esteroidogénese, a vitamina D pode estar associada a mulheres com amenorreia secundária (SA) que têm desequilíbrios de esteroides reprodutivos. Além disso, estudos relataram uma elevada prevalência de depressão entre mulheres com SA, como a síndrome dos ovários policísticos (SOP) ou a insuficiência ovárica primária (IOP) [14,15]. No nosso estudo anterior, verificámos que a depressão em doentes com SOP estava altamente associada a hormonas reprodutivas como a AMH e a prolactina [16]. Nestes aspectos, a vitamina D, que está relacionada tanto com as hormonas reprodutivas como com a depressão, pode afetar direta ou indiretamente a depressão em mulheres com SA. No entanto, os estudos sobre a associação entre a vitamina D e os sintomas depressivos em doentes com SA são ainda escassos.

Partimos da hipótese de que os baixos níveis de vitamina D em mulheres com SA podem estar associados à depressão. Neste estudo, comparámos as diferenças nas características clínicas e nos sintomas depressivos de acordo com os níveis de vitamina D em doentes com SA. Também examinámos que factores biológicos, incluindo os níveis séricos de vitamina D, estão relacionados com sintomas depressivos em mulheres com SA.

2. Estudo overview

1) Conceção do estudo e participantes

Este estudo foi realizado em um total de setenta e oito pacientes que foram diagnosticados com SA entre as mulheres que visitaram um único hospital universitário, com amenorréia de março de 2018 a fevereiro de 2019. A SA foi diagnosticada por um endocrinologista ginecológico e foi definida como a ausência de menstruação por mais de 3 vezes o período do ciclo menstrual anterior ou sem menstruação por mais de 6 meses [17]. Todos os participantes receberam o seu consentimento informado por escrito e, após a obtenção do consentimento informado, foram efectuadas outras avaliações de acordo com o protocolo do estudo. Os critérios de exclusão neste estudo foram os seguintes 1) mulheres que tenham tomado contraceptivos orais, suplementos de vitamina D, hormonas da tiroide ou antipsicóticos nos últimos 6 meses; 2) mulheres que tenham sido submetidas a cirurgia aos ovários, radioterapia ou quimioterapia devido a perturbações ginecológicas; 3) mulheres a quem tenha sido diagnosticada uma doença médica geral, como diabetes ou hiperprolactinemia; 4) mulheres com perturbações psiquiátricas graves, como esquizofrenia, perturbação esquizoafetiva,

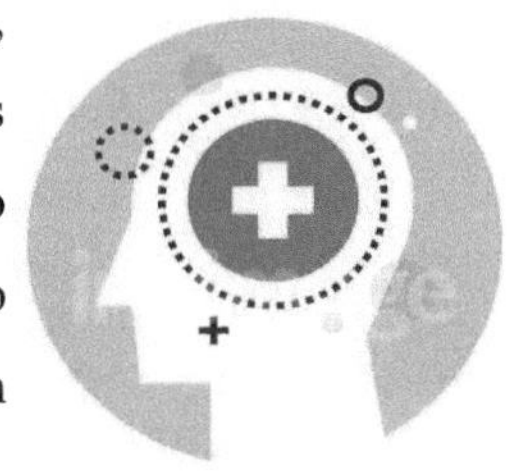

depressão psicótica, ou perturbações bipolares com sintomas psicóticos; e 5) mulheres incapazes de preencher o questionário devido a problemas cognitivos graves, tais como perturbações neurológicas, incluindo estado epilético, ou atraso mental e perturbação do espetro do autismo. Em consequência, entre as 78 SA

Foram excluídas as mulheres que não tinham o direito de participar no estudo, 6 mulheres devido a medicação, 2 mulheres com problemas médicos ou ginecológicos, 2 mulheres com perturbações psiquiátricas graves e 2 mulheres com problemas cognitivos graves. Também excluímos 3 mulheres que se recusaram a participar neste estudo.

Obtivemos informações sociodemográficas das doentes relativamente à idade, paridade, antecedentes menstruais, antecedentes médicos actuais e passados e medicamentos actuais e passados. Também medimos a altura, o peso, o perímetro da cintura e a tensão arterial das doentes. O índice de massa corporal (IMC) foi calculado como o peso (kg) dividido pelo quadrado da altura (m^2). Para determinar a causa da SA, foram medidos os níveis basais das hormonas gonadotrofinas em todos os indivíduos com SA, incluindo os níveis séricos da hormona luteinizante (LH), da hormona folículo-estimulante (FSH), do estradiol, da testosterona livre, da prolactina e da AMH. Para a avaliação do estado metabólico de um doente, foram medidos os níveis séricos de colesterol total e de glicose em jejum. Avaliámos também as suas provas de função tiroideia, incluindo os níveis séricos de tiroxina livre e da hormona estimulante da tiroide (TSH). Para avaliar o nível sérico de vitamina D, medimos a 25(OH)D sérica pelo método de quimioluminescência (CLIA) e apresentámos os resultados em ng/mL. De acordo com as directrizes de prática clínica da Endocrine Society, definimos a deficiência de vitamina D como níveis séricos de 25(OH)D < 20 ng/mL [18]. Para a avaliação psiquiátrica, diagnosticámos as perturbações psiquiátricas dos doentes, incluindo esquizofrenia, perturbação esquizoafetiva, depressão psicótica e perturbações bipolares com características psicóticas, utilizando o Manual de Diagnóstico e Estatística das Perturbações Mentais, Quinta Edição (DSM-5). Para avaliar os sintomas depressivos, foi utilizada a Escala de Depressão do Centro de Estudos Epidemiológicos (CES-D). A CES-D contém um total de 20 itens para avaliar os sintomas depressivos relatados por um paciente durante a semana anterior. Também avaliámos os sintomas depressivos dos doentes durante a semana anterior utilizando a Escala de Avaliação da Depressão de Hamilton (HDRS) por um psiquiatra treinado. A HDRS consiste numa escala de 17 itens, e uma pontuação total mais elevada da HDRS significa sintomas depressivos graves. Finalmente, os dados de 63 pacientes com SA que completaram todas as avaliações acima foram analisados na análise final. O protocolo do estudo foi aprovado pela Comissão de Revisão Institucional do nosso hospital.

2)   Resultados

Entre as 63 doentes com SA, 40 (63,5%) foram diagnosticadas com síndrome dos ovários poliquísticos, seguidas de 14 doentes (22,2%) com anovulação crónica inexplicada e as restantes 9 (14,3%) foram identificadas como tendo insuficiência ovárica primária. Neste estudo, a idade média das doentes com SA foi de 26,1 ± 8,0 anos e o seu nível médio de vitamina D sérica foi de 34,40 ± 24,02 ng/mL. A pontuação média total da CES-D foi de 17,1 ± 11,6 pontos, e a pontuação total da HDRS foi de

6.4   ± 5,7 pontos.

(1)   Deficiência de vitamina D e sintomas depressivos

Entre os sessenta e três pacientes incluídos no estudo, vinte e seis pacientes (42,9%) tinham deficiência de vitamina D (níveis séricos de 25(OH)D < 20 ng/mL), e sua idade média era de 22,5 ± 5,3 anos. Os pacientes dos grupos com deficiência de vitamina D eram mais jovens do que os pacientes com níveis normais de vitamina D (25(OH)D $\geqq$ 20 ng/mL) (Mann-Whitney U = 305,00, *p* = 0,014). Não houve diferença estatisticamente significativa no nível de depressão e nas características clínicas entre o grupo com deficiência de vitamina D e o grupo com níveis normais de vitamina D. As características demográficas, clínicas e psiquiátricas entre os grupos são apresentadas na Tabela 1.

Tabela 1. Características demográficas e clínicas de acordo com os níveis séricos de 25- hidroxivitamina D em mulheres com amenorreia secundária.

Variável	Níveis de 25(OH)D		
	25(OH)D < 20 ng/mL (n=27)	25(OH)D ≥ 20 ng/mL (n=36)	valor p/ $\chi2$
Factores demográficos			
Idade (anos)	22.54 ± 5.33	27.81 ± 8.65	0.014[2]
IMC (kg/m)^2	22.85 ± 5.17	22.55 ± 4.39	0.823[1]
Menarca (anos)	13.42 ± 1.06	13.53 ± 1.33	0.909[2]
paridade 0	25 (48.1%)	27 (51.9%)	0.069[3]
1	1 (14.3%)	6 (85.7%)	
2	0 (0%)	4 (100%)	
Estado hormonal			
Estradiol (pg/ml)	63.18 ± 68.30	67.77 ± 63.28	0.866[2]
Testosterona livre (pg/ml)	2.19 ± 0.83	1.82 ± 0.79	0.077[1]
Prolactina (ng/ml)	17.84 ± 11.54	16.79 ± 15.61	0.135[2]
AMH (ng/ml)	10.86 ± 8.94	7.24 ± 5.62	0.130[2]
TSH (µmol/L)	2.05 ± 0.97	2.16 ± 1.32	0.815[2]
fT4 (ng/dl)	1.25 ± 0.22	1.24 ± 0.19	0.988[1]
Parâmetros metabólicos			
Colesterol total (mg/dl)	184.04 ± 38.84	192.62 ± 30.42	0.334[1]
Glicose em jejum (mg/dl)	99.36 ± 33.69	90.86 ± 9.29	0.116[2]
Avaliações psiquiátricas			
Pontuação total CES-D	18.77 ± 13.56	16.54 ± 10.37	0.753[2]
Pontuação total do HDRS	7.35 ± 5.89	5.81 ± 5.69	0.317[2]

[1] Os valores de p foram obtidos através de um teste t independente.

[2] Os valores de p foram obtidos através do teste U de Mann-Whitney.

[3] Teste exato de Fisher

Abreviaturas: 25(OH)D, 25-hidroxivitamina D sérica; IMC, índice de massa corporal; AMH, hormona anti-mülleriana; LH, hormona luteinizante; FSH, hormona folículo estimulante; TSH, hormona estimulante da tiroide; fT4, tiroxina livre 4; CES-D, Center for Epidemiological Studies-Depression Rating Scale; HDRS, Hamilton Depression Rating Scale

(2)   Correlações entre depressão e variáveis bioquímicas

Depois de controlar a idade e o IMC, a pontuação total da CES-D mostrou-se negativamente relacionada com os níveis séricos de AMH e de testosterona livre (r = -0,373, p = 0,003; r = -0,254, p = 0,043, respetivamente). Embora a pontuação total da CES-D também estivesse negativamente relacionada com os níveis séricos de vitamina D, não houve significância estatística (r = -0,127, p = 0,330). A pontuação total do HDRS mostrou uma correlação negativa com os níveis séricos de AMH, níveis séricos de vitamina D e níveis de testosterona livre (r = -0,450, p < 0,001; r = -0,258, p = 0,045; e r = -0,339, p = 0,006, respetivamente). Apresentamos esses resultados na Tabela 2 e na Figura 1.

Tabela 2. Correlação entre escores de depressão e variáveis bioquímicas após ajuste para idade e índice de massa corporal.

Variável	CES-D		HDRS	
	r	valor *de p*	r	valor *de p*
25(OH)D(ng/mL)	-0.127	0.330	-0.258	0.045[*]
Estradiol (pg/ml)	-0.077	0.552	0.049	0.705
Testosterona livre (pg/ml)	-0.254	0.043[*]	-0.339	0.006[*]

Prolactina (ng/ml)	0.026	0.836	0.174	0.168
AMH (ng/ml)	-0.373	0.003[**]	-0.450	<.001[**]
LH (U/L)	-0.104	0.420	-0.216	0.092
FSH (U/L)	-0.017	0.897	-0.128	0.315
TSH (μmol/L)	0.002	0.986	0.136	0.297
fT4 (ng/dl)	0.187	0.150	0.083	0.525
Colesterol total (mg/dl)	0.005	0.971	0.083	0.518
Glicose em jejum (mg/dl)	0.061	0.639	0.127	0.325

r: Coeficiente de correlação de Spearman,[*] : p<0,05,[**] : p<0,005

Abreviaturas: CES-D, Center for Epidemiological Studies-Depression Rating Scale; HDRS, Hamilton Depression Rating Scale; AMH, hormona anti-Mülleriana; LH, hormona luteinizante; FSH, hormona folículo estimulante; 25(OH)D, 25-hidroxivitamina D sérica; TSH, hormona estimulante da tiroide; fT4, tiroxina livre 4;

Figura 1. Correlação entre a gravidade da depressão e os níveis séricos de 25-hidroxivitamina D após ajuste para idade e índice de massa corporal.

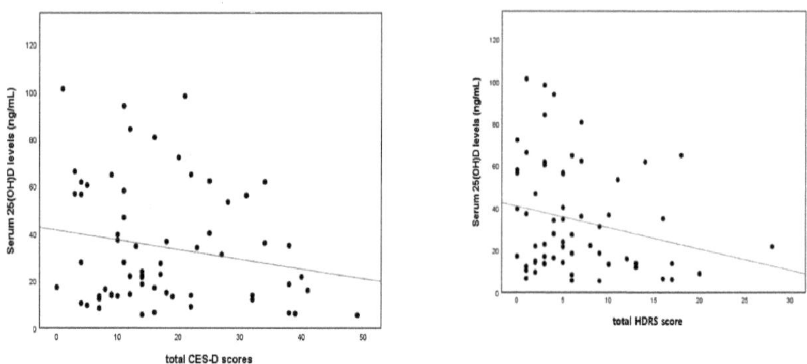

(a) Níveis séricos de 25(OH)D e pontuação total CES-D (r=-0,127, p=0,330)

(b) Níveis séricos de 25(OH)D e pontuação total do HDRS (r=-0,256, p=0,045)

Abreviaturas: CES-D, Center for Epidemiological Studies-Depression Rating Scale; HDRS,

Hamilton Depression Rating Scale; 25(OH)D, 25-hidroxivitamina D.

(3)   Preditores de depressão em mulheres com amenorreia secundária

Para as análises de regressão múltipla hierárquica, a idade e o IMC foram introduzidos no primeiro bloco do modelo. Os níveis séricos de testosterona livre foram introduzidos no segundo bloco do modelo. Os níveis séricos de AMH e os níveis séricos de vitamina D foram simultaneamente introduzidos como factores de previsão no terceiro bloco do modelo de regressão. Não houve nenhum preditor estatisticamente significativo na primeira etapa. Na segunda etapa, os resultados indicaram que os níveis de testosterona livre de soro previram a depressão após o controle da idade e do IMC ($R^2 = 0{,}122$, $\Delta R^2 = 0{,}100$, F (3, 56) = 2,597, $p = 0{,}015$). Na etapa final, descobrimos que os níveis séricos de AMH e os níveis séricos de vitamina D foram os preditores mais poderosos de depressão ($\beta = -{,}42$ e $\beta = -{,}39$, respetivamente). Os resultados estão resumidos na Tabela 3. O resultado da análise de regressão multivariada não foi diferente do resultado da análise de regressão hierárquica.

Tabela 3. Análise de regressão múltipla hierárquica

preditor	CES-D				HDRS			
	B	SE	β	R^2	B	SE	β	R^2
Passo 1				.01				.02
Idade	-.15	.21	-.10		.04	.10	.06	
IMC	.18	.38	.06		-.21	.18	-.15	
Passo 2				.08*				.12*
Idade	-.21	.20	-.14		.00	.10	.01	
IMC	.22	.37	.08		-.19	.18	-.14	
Testosterona livre	-3.76	1.84	-.27*		-2.24	.89	-.32*	
Passo 3				.25**				.21**
Idade	-.19	.21	-.06		.11	.10	.15	
IMC	.17	.34	.06		-.22	.16	-.16	

Testosterona livre	-.56	2.02	-.04	-.87	.94	-.12
AMH	-.72	.23	.46[**]	-.33	.11	-.42[**]
25(OH)D(ng/mL)	-.12	.06	-.26	-.09	.03	-.39[**]

Abreviaturas: AMH, hormona anti-Mülleriana; IMC, índice de massa corporal; CES-D, Center for Epidemiological Studies-Depression Rating Scale; HDRS, Hamilton Depression Rating Scale; 25(OH)D, 25-hidroxivitamina D.,[*] : p<0,05,[**] : p<0,005

3.   Discussão

O objetivo deste estudo foi examinar se os níveis séricos de vitamina D estavam relacionados com a depressão, bem como quais os factores biológicos, incluindo os níveis séricos de vitamina D, que eram preditores de depressão em doentes com SA. Neste estudo transversal, verificámos que

A depressão estava negativamente relacionada com os níveis séricos de vitamina D, depois de ajustados para a idade e o IMC. Em particular, verificámos que os níveis séricos baixos de vitamina D e de AMH estavam associados à gravidade da depressão em doentes com SA.

A vitamina D, que é um grupo de secosteróides solúveis em gordura, tem um papel significativo na

função cerebral. Por exemplo, foi demonstrado que a vitamina D tem um efeito neuroprotector através da regulação dos factores neurotróficos e da imunoregulação [19]. Muitos estudos relataram resultados significativos sobre a associação entre níveis reduzidos de vitamina D e perturbações do humor [20]. Especialmente nos idosos, a 25(OH)D (calcitriol), que é a forma ativa da vitamina D, está associada tanto ao humor depressivo como ao declínio cognitivo [21]. Atteritano et al. também referiram que os níveis séricos de vitamina D são significativamente mais baixos em mulheres pós-menopáusicas com perturbação depressiva major em comparação com mulheres saudáveis normais [22]. No entanto, no caso das mulheres de meia-idade ou jovens, os resultados do estudo foram controversos. Por exemplo, foi referido que a diminuição dos níveis de vitamina D estava relacionada com oligomenorreia e amenorreia em mulheres jovens [23, 24], e o aumento da depressão neste grupo é bem conhecido [25]. Por outro lado, em mulheres de meia-idade com o primeiro episódio de perturbação depressiva major, os níveis séricos de vitamina D não eram diferentes do controlo normal [26]. Além disso, nos resultados de um estudo recente que analisou dados do Korea National Health and Nutrition Examination Survey 2014 de 1736 coreanos, com idades compreendidas entre os 19 e os 76 anos, os níveis séricos de vitamina D mostraram-se inversamente relacionados com sintomas depressivos apenas nos homens [27].

Nenhum dos estudos relatou uma associação entre a deficiência de vitamina D e a depressão em mulheres jovens com SA. Este é o primeiro estudo a investigar a relação entre os níveis séricos de vitamina D e a depressão em mulheres com SA. Um aspeto a ter em conta ao interpretar os resultados deste estudo é que as diferenças geográficas no estado da vitamina D devem ser tidas em conta para determinar se a associação entre os níveis séricos de vitamina D e a depressão apresentada neste estudo é aplicável num contexto global. De facto, é sabido que a prevalência da perturbação depressiva major e da perturbação afectiva sazonal tem sido relativamente elevada em países com uma latitude norte, onde existe um risco acrescido de deficiência de vitamina D. Em contrapartida, também se observou uma diminuição dos níveis de vitamina D em países do sul, como o Brasil, a Índia e a Austrália, bem como em países da Ásia ou do Médio Oriente, mas nem todas estas regiões têm uma elevada prevalência de perturbações depressivas [28]. No entanto, os relatórios de investigação sobre este tópico em várias regiões são ainda insuficientes; por conseguinte, com base nos resultados deste estudo na Coreia, serão necessários, no futuro, estudos adicionais em várias regiões e estudos adicionais em contextos multinacionais. Um estudo recente de Schaad KA et al. mostrou que havia mais deficiência de vitamina D em latitudes mais elevadas do que em latitudes mais baixas, e que a prevalência de depressão estava relacionada com a deficiência de vitamina D [29]. Uma vez que a síntese e o metabolismo da vitamina D associados à depressão são influenciados por vários factores, tais como factores sociodemográficos, geográficos, genéticos e étnicos [30-32], um estudo para investigar a relação entre a vitamina D e a depressão em termos de diferenças geográficas seria complicado. No entanto, devem ser realizados mais estudos bem controlados que tenham em conta estes factores para explicar a ligação geográfica entre a depressão e a vitamina D.

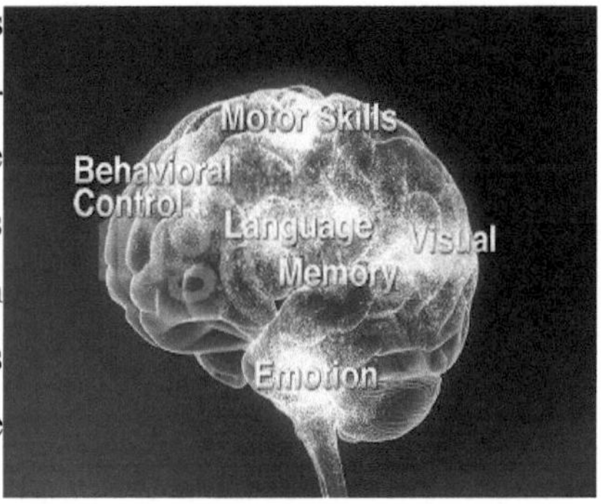

Um possível mecanismo pelo qual a vitamina D afecta a depressão é que a deficiência de vitamina D está associada a anomalias nos neurotransmissores [33], incluindo a dopamina, a serotonina e a norepinefrina, que são os mecanismos mais conhecidos da depressão. Para além disso, Existem receptores de vitamina D nas regiões do cérebro, como o córtex pré-frontal, o hipocampo e o cerebelo, que estão comprometidos nas perturbações neuropsiquiátricas [34, 35]. Para além disso, há um estudo que mostra que os elementos de resposta à vitamina D se encontram no promotor regiões dos genes da serotonina [36]. De acordo com estudos em animais, verificaram-se deficiências motoras, aumento do comportamento de grooming e comportamentos semelhantes à ansiedade em ratos deficientes em receptores de vitamina D [37, 38]. Por conseguinte, existe a possibilidade de os sintomas depressivos ocorrerem devido à deterioração funcional dos neurotransmissores causada pela deficiência de vitamina D. Embora tenha havido alguns estudos que apoiam uma ligação biológica entre a vitamina D e a depressão [39-42], são necessários estudos adicionais para compreender melhor a patogénese subjacente à associação entre a vitamina D e a depressão.

Além disso, descobrimos que a HAM é outro fator importante na previsão da depressão em doentes com SA. Este resultado é consistente com o nosso estudo anterior. No nosso estudo anterior, relatámos uma correlação negativa entre a concentração sérica de AMH e a gravidade da depressão em mulheres com SOP [16]. Além disso, resultados semelhantes da associação negativa entre AMH e sintomas depressivos também foram relatados em mulheres com salpingo-ooforectomia, e mesmo entre mulheres jovens e nulíparas [43, 44]. O AMH, expresso pelas células da granulosa nos folículos ovarianos, é geralmente medido para avaliar a função de reserva ovariana em pacientes com SA [45]. De acordo com estudos anteriores em animais, a AMH pode ter uma ação neuroprotectora e neuroregenerativa, aumentando a atividade da GnRH no eixo hipotálamo-hipófise-gonadal, que é um mecanismo importante na depressão [46]. No entanto, a direção da relação entre a depressão e os níveis séricos de AMH e o que está subjacente à sua patogénese ainda não foi esclarecida. Por conseguinte, são necessários mais estudos para confirmar a relação entre a AMH e a depressão e elucidar o mecanismo biológico subjacente que liga a AMH à depressão.

Este estudo tem várias limitações e é necessário ter cuidado na interpretação dos seus resultados. Em primeiro lugar, deveríamos incluir mulheres normais e saudáveis com menstruação normal como controlos. Devido à falta de comparação com controlos normais, a generalização dos resultados deste estudo é limitada. Em segundo lugar, existe um risco de viés de seleção devido ao número relativamente pequeno de indivíduos do estudo e à diferença no número de indivíduos para cada subgrupo por causa da SA. A população do estudo é constituída por um grupo heterogéneo que pode aumentar os erros do tipo II. Em terceiro lugar, este estudo foi realizado como um desenho de estudo de coorte observacional prospetivo na natureza, pelo que não devemos interpretar estes resultados em termos de causalidade. Devem ser realizados mais estudos com uma população maior e comparados com um grupo de controlo normalmente saudável para se obterem conclusões mais definitivas. Apesar destas limitações, este estudo é significativo, pois é o primeiro trabalho de investigação, tanto quanto sabemos, a investigar a relação entre os níveis séricos de vitamina D e a depressão em mulheres jovens com SA. Com base nos resultados deste estudo, vale a pena considerar que os pacientes com SA que têm níveis mais baixos de vitamina D são mais propensos a ter sintomas depressivos mais graves. Além disso, neste caso, pode esperar-se que, mesmo que não haja osteoporose, a suplementação de vitamina D seja significativa para ajudar a diminuir o risco de depressão em doentes com SA que tenham níveis séricos baixos de vitamina

D. De acordo com um estudo recente de revisão sistemática e meta-análise, a suplementação de vitamina D durante dois meses com uma dose $\leq 4\,000$ UI/dia tem um efeito na redução das emoções negativas, incluindo a depressão [49]. No entanto, os resultados incluídos neste estudo são muito heterogéneos, pelo que ainda não foi possível chegar a conclusões. Por conseguinte, é necessário um estudo com mais indivíduos e considerando vários sintomas ou grupos de doenças.

4.   Referências

1.   Khazai, N.; Judd, S.E.; Tangpricha, V. Calcium and vitamin D: skeletal and extraskeletal health. *Curr Rheumatol Rep*. 2008, 10, 110-117.

2.   Laird, E.; Ward, M.; McSorley, E.; Strain, J.J.; Wallace, J. Vitamin D

and bone health: potential mechanisms. *Nutrients*. 2010, 2, 693-724.

3.	Amrein, K.; Scherkl, M.; Hoffmann, M.; Neuwersch-Sommeregger, S.; Köstenberger, M.; Tmava Berisha, A.; Martucci, G.; Pilz, S.; Malle, O. Vitamin D deficiency 2.0: an update on the current status worldwide. *Eur J Clin Nutr.* 2020, 74, 1498-1513.

4.	Gandini, S.; Boniol, M.; Haukka, J.; Byrnes, G.; Cox, B.; Sneyd, M. J.; Mullie, P.; & Autier, P. Meta-análise de estudos observacionais sobre os níveis séricos de 25-hidroxivitamina D e cancro colorrectal, da mama e da próstata e adenoma colorrectal. *Int J Cancer.* 2011, 128, 1414-1424.

5.	Messa, P.; Curreri, M.; Regalia, A.; Alfieri, C. M. Vitamin D and the cardiovascular system: an overview of the recent literature. *Am J Cardiovasc Drugs.* 2014, 14, 1-14.

6.	Parker, G.B.; Brotchie, H.; Graham, R.K. Vitamin D and depression. *J Affect Disord.* 2017,208, 56-61.

7.	Anglin, R.E.S.; Samaan, Z.; Walter, S.D.; McDonald, S.D. Vitamin D deficiency and depression in adults: systematic review and meta-analysis (Deficiência de vitamina D e depressão em adultos: revisão sistemática e meta-análise). *Br J Psychiatry.* 2013, 202, 100-107.

8.	Stewart, R.; Hirani, V. Relationship between vitamin D levels and depressive symptoms in older residents from a national survey population. *Psychosom Med.* 2010, 72, 608-612.

9.	Ronaldson, A.; Arias de la Torre, J.; Gaughran F.; Bakolis I.; Hatch S.L.; Hotopf M.; Dregan A. Prospective associations between vitamin D and depression in middle-aged adults: findings from the UK Biobank cohort. Psychol Med, 2020, 1-9.

10.	Ali A.; Vasileva S.; Langguth, M.; Alexander, S.; Cui, X.; Whitehouse, A.; McGrath, J.J.; Eyles, D. Developmental Vitamin D Deficiency Produces Behavioral Phenotypes of Relevance to Autism in an Animal Model.

Nutrientes. 2019, 11, 1187.

11.   Zhang, Y.; Leung, D.Y.M.; Richers, B.N.; Liu, Y.; Remigio, L.K.; Riches, D.W.; Goleva, E. Vitamin D inhibits monocyte/macrophage proinflammatory cytokine production by targeting MAPK phosphatase-1. *J Immunol.* 2012, 188, 2127-2135.

12.   Kinuta, K.; Tanaka, H.; Moriwake, T.; Aya, K.; Kato, S.; Seino, Y. Vitamin D Is an Important Fator in Estrogen Biosynthesis of Both Female and Male Gonads. *Endocrinology.* 2000, 141, 1317-1324.

13.   Wojtusik J.; Johnson P.A. Vitamin D regulates anti-Mullerian hormone expression in granulosa cells of the hen. *Biol Reprod.* 2012, 86, 91.

14.   Cooney, L.G.; Lee, I.; Sammel, M.D.; Dokras, A. High prevalence of moderate and severe depressive and anxiety symptoms in polycystic ovary syndrome: a systematic review and meta-analysis. *Hum Reprod.* 2017, 32, 1075- 1091.

15.   Allshouse, A.A.; Semple A.L.; Santoro N.F. Evidence for prolonged and unique amenorrhea-related symptoms in women with premature ovarian failure/primary ovarian insufficiency. *Menopause.* 2015, 22, 166-174.

16.   Kim, G.M.; Lee, J.A.; Park, S.W.; Lee, J.G.; Jeon, G.H. O fator neurotrófico derivado do cérebro plasmático ou as hormonas reprodutivas estão relacionados com a depressão em doentes com SOP: um estudo de coorte prospetivo. *Clin. Exp. Obstet. Gynecol.* 2021, 48, 1146-1153.

17.   Klein, D.A.; Poth, M.A. Amenorreia: uma abordagem ao diagnóstico e à gestão. *Am Fam Physician.* 2013, 87, 781-788.

18.   Holick, M.F.; Binkley, N.C.; Bischoff-Ferrari, H.A.; Gordon, C.M.; Hanley, D.A.;   Heaney,   R.P.;   Murad,   M.H.;   Weaver, C.M.;   EndocrineSociety   . Evaluation, treatment, and prevention of vitamin D deficiency: an Endocrine Society clinical practice guideline. *J Clin Endocrinol Metab.* 2011, 96, 1911- 1930.

19.   Mathieu, C.; van Etten, E.; Decallonne, B.; Guilietti, A.; Gysemans, C.; Bouillon, R.; Overbergh L. Vitamin D and 1,25-dihydroxyvitamin D3 as modulators in the immune system. *J Steroid Biochem Mol Biol.* 2004, 89-90, 449-452.

20.   Shah, J.; Gurbani, S. Association of Vitamin D Deficiency and Mood Disorders: Uma revisão sistemática. in Deficiência de vitamina D, 1st ed.; J. Fedotova.; Londres, Reino Unido: IntechOpen, 2019 [Online]. Disponível: https://www.intechopen.com/chapters/70606 doi: 10.5772/intechopen.90617.

21.   Wilkins, C.H.; Sheline, Y.I.; Roe, C.M.; Birge, S.J.; Morris, J.C. A deficiência de vitamina D está associada a um humor baixo e a um pior desempenho cognitivo em adultos mais velhos. *Am J Geriatr Psychiatry.* 2006, 14, 1032-1040.

22.   Atteritano, M.; Lasco, A.; Mazzaferro, S.; Macrì, I.; Catalano, A.; Santangelo, A.; Bagnato, G.; Bagnato, G.; Frisina, N. Densidade mineral óssea, parâmetros quantitativos de ultrassom e metabolismo ósseo em mulheres na pós-menopausa com depressão. *Intern Emerg Med.* 2013, 8, 485-491.

23.   Łagowska, K. A relação entre o estado da vitamina D e o ciclo menstrual em mulheres jovens: Um Estudo Preliminar. *Nutrientes.* 2018, 10, 1729.

24.   Jukic, A.M.Z.; Steiner, A.Z.; Baird, D.D. Lower plasma 25-hydroxyvitamin D is associated with irregular menstrual cycles in a cross-sectional study. *Reprod Biol Endocrinol.* 2015, 13, 20.

25.   Valsamakis, G.; Chrousos, G.; Mastorakos, G. Stress, reprodução feminina e gravidez. *Psiconeuroendocrinologia.* 2019, 100, 48-57.

26.   Herrán, A.; Amado, J.A.; García -Unzueta, M.T.; Vázquez-Barquero, J.L.; Perera, L.; González-Macías , J. Increased bone remodeling in first-episode major depressive disorder. *Psychosom Med.* 2000, 62, 779-782.

27.   Rhee, S.J.; Lee, H.; Ahn, YM. As concentrações séricas de vitamina D

estão associadas a sintomas depressivos em homens: A Sexta Pesquisa Nacional de Exame de Saúde e Nutrição da Coréia 2014. *Front Psychiatry.* 2020, 11, 756.

28.	Sarkar, S. Vitamina D para depressão com um padrão sazonal: uma estratégia de tratamento eficaz. *Int Phys Med Rehab J.* 2017,1, 91-99.

29.	Schaad, K.A.; Bukhari, A.S.; Brooks, D.I.; Kocher, J.D.; Barringer, N.D. A relação entre o estado da vitamina D e a depressão numa população de atletas tácticos. *J Int Soc Sports Nutr.* 2019,16,40.

30.	Zhang, Z.; Yang, X.; Jia, Y.; Wen, Y.; Cheng, S.; Meng, P.; Li, C.; Zhang, H.; Pan, C.; Zhang, J.; Chen, Y.; Zhang, F. Vitamin D and the Risks of Depression and Anxiety: An Observational Analysis and Genome-Wide Environment Interaction Study. *Nutrientes.* 2021, 24, 13, 3343.

31.	Marshall, I.; Mehta, R.; Ayers, C.; Dhumal, S.; Petrova, A. Prevalência e fatores de risco para insuficiência e deficiência de vitamina D no nascimento e resultados associados. *BMC Pediatr.* 2016, 8, 16, 208.

32.	Ovesen, L.; Andersen, R.; Jakobsen, J. Geographical differences in vitamin D status, with particular reference to European countries. *Proc Nutr Soc.* 2003, 62, 813-21.

33.	Anjum, I.; Jaffery, S.S.; Fayyaz, M.; Samoo, Z.; Anjum, S. The Role of Vitamin D in Brain Health: A Mini Literature Review. *Cureus.* 2018, 10, 10, e2960.

34.	Walbert, T.; Jirikowski, G.F.; Prüfer, K. Distribution of 1,25-Dihydroxyvitamin D3 Recetor Immunoreactivity in the Limbic System of the Rat. *Horm Metab Res.* 2001, 33, 525-531.

35.	Eyles, D.W.; Smith, S.; Kinobe, R.; Hewison, M.; McGrath, J.J. Distribution of the vitamin D recetor and 1 alpha-hydroxylase in human brain. *J Chem Neuroanat.* 2005, 29, 21-30.

36.	Wang, T.T.; Tavera-Mendoza, L.E.; Laperriere, D.; Libby, E.;

MacLeod, N.B.; Nagai, Y.; Bourdeau, V.; Konstorum, A.; Lallemant, B.; Zhang, R.; Mader, S.; White, J.H. Identificação em larga escala in silico e baseada em microarray de genes-alvo directos da 1,25-dihidroxivitamina D3. *Mol Endocrinol.* 2005, 19, 2685-2695.

37.   Burne, T.H.J.; McGrath, J.J.; Eyles, D.W.; Mackay-Sim, A. Behavioural characterization of vitamin D recetor knockout mice. *Behav Brain Res.* 2005, 157, 299-308.

38.   Kalueff, A.V.; Lou, Y.R.; Laaksi, I.; Tuohimaa, P. Aumento da ansiedade em ratinhos com falta do gene do recetor da vitamina D. *Neuroreport.* 2004, 15, 1271-1274.

39.   Dogan-Sander, E.; Mergl, R.; Willenberg, A.; Baber, R.; Wirkner, K.; Riedel-Heller, S.G.; Röhr, S.; Schmidt, F.M.; Schomerus, G.; Sander, C. Inflammation and the Association of Vitamin D and Depressive Symptomatology. *Nutrients.* 2021, 8, 13, 1972.

40.   Fernandes de Abreu, D.A.; Eyles, D.; Féron, F. Vitamin D, a neuro-immunomodulator: implications for neurodegenerative and autoimmune diseases. *Psychoneuroendocrinology.* 2009, 34 Suppl 1, S265-277.

41.   Berridge, M.J. Vitamin D and Depression: Mecanismos celulares e regulatórios. *Pharmacol Rev.* 2017, 69, 80-92.

42.   Obradovic, D.; Gronemeyer, H.; Lutz, B.; Rein, T. Cross-talk of vitamin D and glucocorticoids in hippocampal cells. *J Neurochem.* 2006, 96, 500-509.

43.   Vermeulen, R.F.M.; van Beurden, M.; Gaarenstroom, K.N.; Teunis, T.; Kieffer, J.M.; Aaronson, N.K.; Kenter, G.G.; Korse, C.M. Does anti-Müllerian hormone predict change in menopausal symptoms following risk-reducing salpingo-oophorectomy? Um estudo observacional prospetivo. *Climacteric.* 2018,21,574-580.

44.   Golenbock, S.W.; Wise, L.A.; Lambert-Messerlian, G.M.; Eklund,

E.E.; Harlow, B.L. Association between a history of depression and anti-müllerian hormone among late-reproductive aged women: the Harvard study of moods and cycles. *Women's Midlife Health*. 2020, 6, 9.

45.   Kruszyńska, A.; Słowińska-Srzednicka, J. Anti-Müllerian hormone (AMH) as a good predictor of time of menopause. *Prz Menopauzalny*. 2017, 16, 47-50.

46.   Martínez -Moreno, C.G.; Calderón-Vallejo, D.; Harvey, S.; Arámburo, C.; Quintanar, J.L. Hormona do crescimento (GH) e hormona libertadora de gonadotropina (GnRH) no sistema nervoso central: Uma potencial terapia combinatória neurológica? *Int J Mol Sci*. 2018, 19, 375.

47.   Drakopoulos, P.; van de Vijver, A.; Schutyser, V.; Milatovic, S.; Anckaert, E.; Schiettecatte, J.; Blockeel, C.; Camus, M.; Tournaye, H,; Polyzos, N.P. The effect of serum vitamin D levels on ovarian reserve markers: a prospective cross-sectional study. *Hum Reprod*. 2017,32,208-214

48.   Merhi, Z.O.; Seifer, D.B.; Weedon, J.; Adeyemi, O.; Holman, S.; Anastos, K.; Golub, E.T.; Young, M.; Karim, R.; Greenblatt, R. Minkoff, H.; Circulating vitamin D correlates with serum antimullerian hormone levels in late- reproductiveaged women: Women's Interagency HIV Study. *Fertil Steril*. 2012,98,228-234.

49.   Cheng Y.C.; Huang Y.C.; Huang W.L. O efeito do suplemento de vitamina D nas emoções negativas: Uma revisão sistemática e meta-análise. *Depressão Ansiedade*. 2020, 37, 549-564.

5. Resumo

Os níveis séricos de vitamina D e os níveis de AMH relacionaram-se negativamente com a gravidade da depressão em doentes com SA. Os resultados deste estudo sugerem que os doentes com SA que têm níveis mais baixos de vitamina D e níveis mais baixos de AMH podem ter maior probabilidade de ter sintomas depressivos mais graves. Estudos futuros poderiam examinar se a depressão é modificável pela suplementação de vitamina D sem farmacoterapia, incluindo terapia hormonal e antidepressivos, em pacientes com SA.

III.   As associações da vitamina D nos marcadores de reserva ovárica e na depressão

1. Introdução

Inicialmente, sabia-se que a vitamina D era essencial para a saúde óssea e para a homeostase do cálcio e do fósforo [1], mas investigações recentes sugerem que também pode ter um papel importante na regulação da pressão arterial, no controlo da glicose e na cicatrização de feridas,

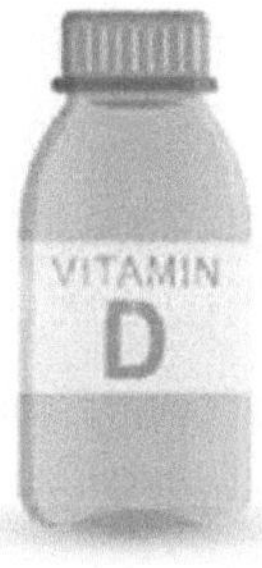

e a função imunitária, estando mesmo associada ao cancro, a doenças auto-imunes, à obesidade, etc. [2-5]. Além disso, a vitamina D também pode atuar na regulação do microbioma, na modulação dos processos imunitários e inflamatórios e na libertação de péptidos antimicrobianos. A deficiência de vitamina D também tem sido associada a muitas patologias, incluindo a doença inflamatória intestinal

doença, cancro colorrectal e esclerose [6]. Mais recentemente, a investigação sobre o papel da vitamina D na saúde reprodutiva feminina e na depressão aumentou, uma vez que foram detectados receptores de vitamina D (VDRs) em todo o sistema reprodutivo feminino e no sistema nervoso central (SNC) [7,8]. As acções biológicas da vitamina D são aplicadas através de um VDR, que é um fator de transcrição dependente de um ligando localizado no núcleo das células alvo [9]. O complexo recetor nuclear da vitamina D actua então como um fator de transcrição e exerce um efeito genómico no ovário ou no cérebro [8,10]. Embora se desconheçam os efeitos genómicos exactos nas células-alvo e o mecanismo subjacente através do qual a vitamina D pode estar envolvida nos sistemas reprodutivo e do SNC, foi sugerida uma associação direta entre a vitamina D e a esteroidogénese ovárica ou os níveis do fator neurotrófico derivado do cérebro (BDNF) a partir de estudos in vitro e in vivo [11-13]. Neste contexto, foram publicados vários estudos sobre a relação entre a vitamina D e os marcadores de reserva ovárica, o BDNF e os factores neurotróficos [14,15], e também houve muitos relatos clínicos de que a deficiência de vitamina D está associada ao declínio hormonal reprodutivo ou a desequilíbrios como a menopausa, a síndrome dos ovários poliquísticos (SOP), a insuficiência ovárica primária (IOP) e a depressão nas mulheres [16-19]. Entretanto, a relação entre as alterações das hormonas reprodutivas femininas e a depressão já está bem estabelecida [20,21], e vários estudos demonstraram que a depressão nas doenças relacionadas com as hormonas reprodutivas femininas também está associada a níveis baixos de vitamina D e a marcadores de reserva ovárica [22,23]. Neste sentido, a vitamina D, que está envolvida tanto nas hormonas femininas como na depressão, pode ser outra chave para explicar a depressão reprodutiva feminina. Este artigo analisa a investigação atual sobre a associação da vitamina D com marcadores de reserva ovárica e depressão e discute o potencial papel da vitamina D nas suas relações.

2.   A associação entre a vitamina D e os marcadores de reserva ovárica

Atualmente, o marcador de reserva ovárica mais frequentemente utilizado é a AMH, uma glicoproteína específica das gónadas, produzida pelas células da granulosa de pequenos folículos antrais ou pré-antrais. Sabe-se também que a hormona anti-Mülleriana (AMH) desempenha

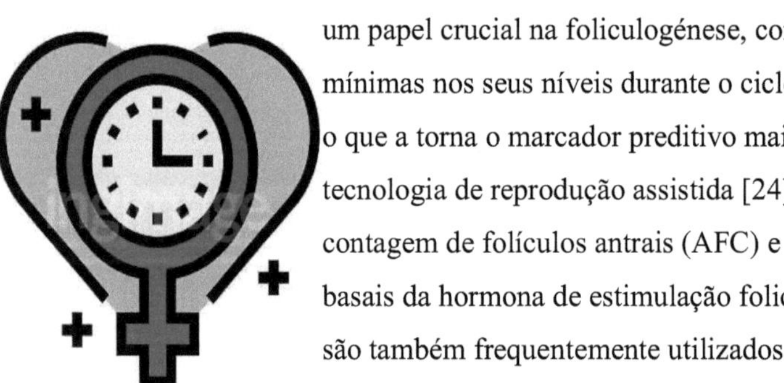

um papel crucial na foliculogénese, com variações mínimas nos seus níveis durante o ciclo menstrual, o que a torna o marcador preditivo mais útil para a tecnologia de reprodução assistida [24].   A contagem de folículos antrais (AFC) e os níveis basais da hormona de estimulação folicular (FSH) são também frequentemente utilizados para representar a reserva ovárica na prática clínica [25]. A investigação sobre a relação

entre a vitamina D e estes marcadores representativos da reserva ovárica tem sido conduzida sob a forma de estudos clínicos celulares ou genéticos, tendo sido publicadas recentemente algumas meta-análises.

Foram efectuados vários estudos clínicos observacionais e de intervenção que demonstram relações significativas

entre a vitamina D e os marcadores de reserva ovárica. Em estudos observacionais, foi revelada uma relação positiva entre os níveis séricos de vitamina D e de AMH num estudo transversal de 388 mulheres na pré-menopausa [26], e foi encontrada uma correlação negativa entre os níveis séricos de vitamina D e os níveis urinários de FSH noutro estudo de 1430 mulheres na pré-menopausa [27], sugerindo que níveis mais baixos de vitamina D podem estar associados a uma menor reserva ovárica em mulheres em idade reprodutiva tardia (≥40 anos) e a uma menopausa mais precoce. Dennis et al. também descobriram que a vitamina D pode ter um efeito positivo na produção de AMH em adultos, e a mudança sazonal nos níveis de AMH das mulheres também se correlaciona com os níveis de vitamina D [28]. Em estudos de intervenção recentes, foram relatadas melhorias nos marcadores de reserva ovárica com a suplementação de vitamina D, apoiando um possível efeito favorável da vitamina D nos marcadores de reserva ovárica [29,30]. No entanto, também houve outros estudos que não revelaram nenhuma associação significativa entre a vitamina D e os marcadores de reserva ovariana, como AMH e AFC [14,31,32]. Portanto, a vitamina D ainda parece ter evidências inconsistentes quanto à sua relação com as reservas ovarianas. No entanto, é digno de nota que alguns estudos recentes, incluindo meta-análises, relataram resultados promissores mostrando que a suplementação de vitamina D levou a uma melhoria nos indicadores de reserva ovariana num subgrupo de reservas ovarianas normais ou diminuídas. Houve três meta-análises recentes publicadas entre 2020 e 2022, duas das quais forneceram evidências de que os suplementos de vitamina D levam a melhores níveis de reserva ovariana em um subgrupo de mulheres não portadoras de SOP com ovulação normal ou reservas ovarianas diminuídas [33,34], e uma descobriu que menor AFC foi associado à insuficiência / deficiência de vitamina D em uma análise de subgrupo de asiáticos [35]. Moridi et al. salientaram que 18 estudos transversais apresentaram resultados discrepantes relativamente a uma associação entre a vitamina D sérica e os níveis de AMH, o que se deve provavelmente à heterogeneidade dos sujeitos do estudo e à complexa relação não linear entre a vitamina D e a AMH na revisão sistemática. Em contrapartida, também demonstraram uma relação causa-efeito entre os suplementos de vitamina D e a AMH na meta-análise de seis estudos de intervenção, nos quais, curiosamente, a AMH sérica aumentou significativamente em mulheres ovulatórias sem SOP e diminuiu em doentes com SOP após a suplementação com vitamina D [33]. Do mesmo modo, noutras meta-análises, os suplementos de vitamina D levaram a um aumento dos níveis de AMH em mulheres sem SOP, mas não a um aumento dos níveis de AMH em doentes com SOP [34].

O papel da vitamina D em mulheres com SOP é ainda mais notável, considerando que a SOP pode ser normalmente acompanhada por deficiência de vitamina D em 67-85% dos casos [36]. Foi relatado que a suplementação com vitamina D reduz os níveis séricos de androgénios e AMH e a espessura endometrial [37] e melhora os indicadores de fertilidade através do aumento da expressão endometrial de VDR e da melhoria da recetividade endometrial [38,39]. Zhao et al. mostraram que tanto a implantação como a ocorrência de gravidez clínica eram significativamente mais elevadas em pacientes com níveis normais de vitamina D em comparação com pacientes com níveis reduzidos de vitamina D e que o número de embriões de alta qualidade após a suplementação com vitamina D era equivalente ao número de embriões em mulheres com níveis normais de vitamina D [40].

3. A associação da vitamina D e Depressão

Estudos observacionais sugeriram que as mulheres com níveis baixos de vitamina D estão predispostas à SOP,

infertilidade e endometriose [41], bem como perturbações psicológicas como a depressão [42]. Sabe-se que as mulheres com doenças reprodutivas que afectam a fertilidade têm uma maior

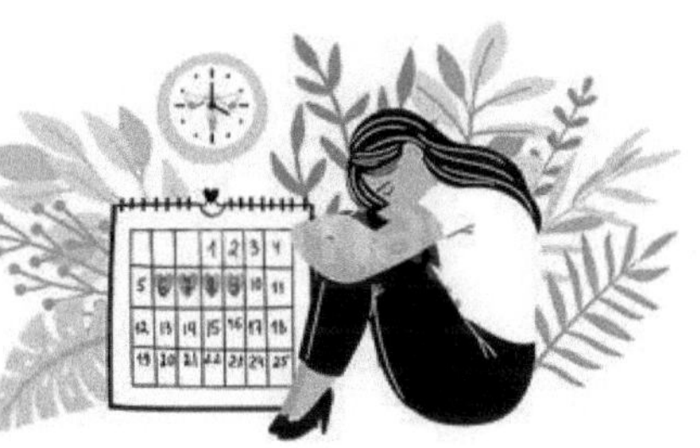

A prevalência de depressão [43], pelo que a relação entre a vitamina D e a depressão em relação à fertilidade também é digna de nota. Propõe-se que vários mecanismos estejam envolvidos na patogénese da depressão, incluindo os que afectam o sistema neuroendócrino, imunológico, neurotrófico e metabólico [44]. Pensa-se que a vitamina D sal tem várias funções, como a neuroimunomodulação, a regulação das neurotropinas, a neuroplasticidade, etc. no cérebro [45] e está envolvida na síntese da serotonina e na manutenção do ritmo circadiano [46]. Além disso, os VDR foram encontrados em neurónios e glia em muitas regiões do cérebro (córtex pré-frontal, substantia nigra, córtex cingulado, hipocampo e hipotálamo) que podem desempenhar um papel na fisiopatologia da depressão [8], e sugere-se biologicamente que a vitamina D não só está envolvida na síntese de neurotransmissores como a serotonina, a dopamina, a adrenalina e a noradrenalina através do VDR, mas também modera o eixo hipotálamo-hipófise-adrenal e a atividade dos receptores do ácido γ-aminobutírico A

(GABA-A) [47]. Neste contexto, foram realizados muitos estudos sobre a relação entre a vitamina D e a depressão nos domínios básico ou clínico e também nas meta-análises.

Foram efectuados numerosos estudos observacionais sobre a relação entre a vitamina D sérica e a depressão e estudos de intervenção sobre o efeito dos suplementos de vitamina D na depressão. Também foram realizadas várias meta-análises, o que reflecte o grande interesse no papel da vitamina D. Os estudos observacionais sugeriram geralmente uma associação entre baixos níveis séricos de vitamina D e depressão. A deficiência de vitamina D estava relacionada com sintomas semelhantes aos da depressão, e os indivíduos com ansiedade ou depressão apresentavam níveis séricos de vitamina D mais baixos [42,48]. Também se sugeriu que a perturbação afectiva sazonal estava relacionada com baixos níveis de vitamina D nas latitudes setentrionais, com menor exposição à luz solar e no inverno [49]. No entanto, estudos recentes não conseguiram provar esta relação em populações femininas ou idosas [50,51]. Estas discrepâncias podem resultar da não consideração de possíveis factores moduladores, tais como as características do sujeito e factores sociodemográficos (sexo, índice de massa corporal, dieta, doenças subjacentes, consumo de álcool e tabaco, etc.) e limitações dos estudos transversais (enviesamentos causados por causalidade inversa: baixa vitamina D devido a menos atividade ao ar livre/consumo reduzido de nutrientes, depressão auto-avaliada, dados não ajustados, etc.). Os estudos de intervenção sobre o efeito dos suplementos de vitamina D na redução da depressão também forneceram resultados inconsistentes. A este respeito, foram efectuadas várias meta-análises de ensaios aleatórios controlados (RCT) de doentes depressivos, e alguns encontraram um efeito positivo da vitamina D na gravidade da depressão [52,53], enquanto outros mostraram uma eficácia insignificante da vitamina D nos sintomas depressivos [54,55]. No entanto, a interpretação destes resultados também deve ter em conta que eles também não examinaram alguns factores que podem modular a eficácia da vitamina D em diferentes contextos. Além disso, considerando que existe reciprocidade entre a vitamina D e os mecanismos epigenéticos [56], pode haver uma relação não linear complexa entre a vitamina D e a reprodução ou depressão devido a alterações epigenéticas causadas pela suplementação de vitamina D. Recentemente, Musazadeh et al. efectuaram uma meta-análise abrangente de 10 meta-análises de ensaios clínicos aleatórios de intervenção e 4 meta-análises de estudos observacionais de coortes [57]. Esta meta-análise global demonstrou uma redução significativa dos sintomas depressivos em doentes que tomaram suplementos de vitamina D e um aumento da probabilidade de depressão em doentes com níveis séricos baixos de vitamina D. Noutra meta-análise recente de 18 ensaios clínicos aleatórios, os suplementos de vitamina D foram eficazes em doentes deprimidos com dados heterogéneos [58]. Nestas duas meta-análises recentes, foram efectuadas análises de subgrupos de vários factores que poderiam modular a eficácia da vitamina D, e não foram observadas diferenças na eficácia da suplementação de vitamina D em função do sexo, o que sugere que a suplementação de vitamina D é benéfica tanto para os homens como para as mulheres [57,58]. Até à data, há uma promessa crescente de que os baixos níveis de vitamina D estão relacionados com o risco de depressão e que a suplementação com vitamina D pode ser eficaz no tratamento da depressão. A Tabela 1 resume os resultados da revisão sobre a relação entre vitamina D, reservas ovarianas e depressão, conforme discutido acima.

Tabela 1. Resumo da revisão sobre as relações da vitamina D com as reservas ováricas e a depressão.

	Vitamina D e marcadores de OR	A vitamina D e a depressão
Estudos celulares/genéticos	Associado (positivo)	Associado (negativo) Geralmente associado
Estudos observacionais	Associado a baixa OR/idade reprodutiva tardia, alguns inconsistentes	Discrepâncias nas mulheres e nas populações idosas
Níveis séricos	Efeitos benéficos em BO normais ou diminuídas, alguns inconsistentes	Inconsistente
Estudos de intervenção	Efeitos benéficos	
Meta-análises	(AMH↑ em não-PCOS, AMH↓ou ↔ em PCOS)	Efeitos benéficos

OR: reserva ovárica; AMH: hormona anti-Mülleriana; PCOS: síndrome dos ovários poliquísticos

4. Existe algum papel potencial da vitamina D na depressão relacionada com as hormonas reprodutoras femininas?

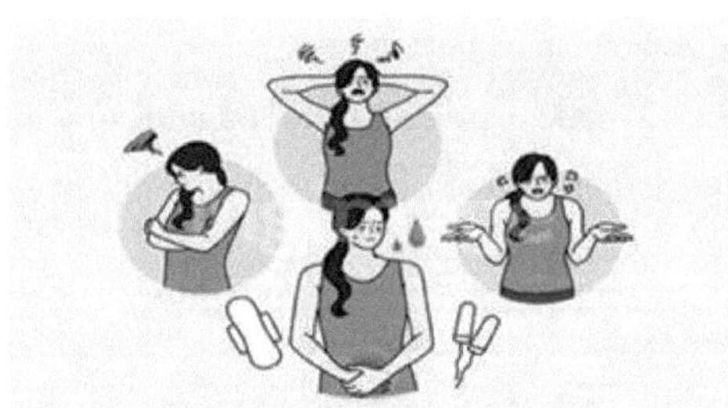

Uma das causas da depressão excessiva nas mulheres em comparação com os homens é o facto de a depressão poder ocorrer normalmente devido a alterações nas hormonas dos ovários, como a ciclo menstrual, gravidez e menopausa. Estes manifestam-se clinicamente como depressão pré-menstrual (PMS)/perturbação disfórica pré-menstrual

(PMDD), depressão pós-parto e depressão da menopausa, a que Nappi et al. se referiram como "depressão reprodutiva" [21]. As acentuadas flutuações hormonais exercem um efeito profundo nas áreas cerebrais relevantes para o humor, a memória e as respostas comportamentais/cognitivas, influenciando a neurotransmissão, a neuromodulação, a plasticidade sináptica e a neurodegeneração [59]. Os estrogénios afectam múltiplas vias neurais, incluindo serotoninérgicas, dopaminérgicas, noradrenérgicas, colinérgicas, GABAérgicas, etc., e a progesterona e os seus metabolitos neuroactivos também são activos no recetor GABA-A para modular as alterações do humor [60,61]. Mais especificamente, sabe-se que o estrogénio regula o BDNF, as enzimas sintetizadoras de neurotransmissores, as enzimas metabolizadoras de neurotransmissores e os seus receptores, actuando sobre o recetor de estrogénio α (ERα) e ERβ distribuídos em várias partes do cérebro, incluindo o hipotálamo relacionado com a depressão, o hipocampo e os neurónios de serotonina da rafe dorsal [62,63]. Desta forma, o estrogénio exerce uma atividade neuroprotectora ao afetar positivamente os neurónios serotoninérgicos da rafe, as redes noradrenérgicas e o sistema dopaminérgico [64-67]. Sabe-se também que o estrogénio regula fortemente as funções da suprarrenal, da tiroide e do ritmo circadiano relacionadas com a depressão [68,69]. Para além da depressão relacionada com as flutuações fisiológicas das hormonas sexuais, tem havido muitos relatos de que algumas doenças reprodutivas femininas (SOP, endometriose, IOP, etc.) com anomalias das hormonas sexuais também estão relacionadas com a depressão [18,70,71]. Dybcik et al. mostraram um risco 2,5 vezes maior de depressão em pacientes com SOP em comparação com mulheres saudáveis na recente meta-análise de 4002 pacientes de 19 estudos [70], e Allshouse et al. relataram que pacientes com POI tinham um risco aumentado de depressão [18].

Uma vez que estas alterações hormonais sexuais nas condições fisiológicas e patológicas femininas estariam, em última análise, relacionadas com uma diminuição ou aumento das reservas ováricas, a vitamina D, que se pensa estar relacionada tanto com a reserva ovárica como com a depressão, poderia também ser assumida como outra parte importante do mecanismo da depressão relacionado com as hormonas reprodutivas femininas (Figura 1). Além disso, como vimos anteriormente, a vitamina D e as hormonas ováricas têm semelhanças nos mecanismos envolvidos na depressão, tais como a distribuição dos seus receptores e os efeitos neuroprotectores no cérebro. De facto, Kolhe et al. sugeriram a possibilidade de associações comuns entre depressão e SOP e um papel potencial da vitamina D na depressão de doentes com SOP [72]. No entanto, há ainda uma falta de provas relativamente a uma relação causal entre a vitamina D e a depressão nestes doentes. No nosso estudo anterior, mostrámos que os níveis baixos de vitamina D e AMH estavam associados à gravidade da depressão em doentes com amenorreia secundária, mas o estudo transversal não conseguiu sugerir uma relação causal com a depressão [22]. Além disso, os resultados da investigação sobre os efeitos da suplementação de vitamina D na depressão em mulheres pós-menopáusicas ou com SOP são ainda inconsistentes [23,73-75]. Prevê-se que mais estudos em contextos padronizados, controlando os vários factores envolvidos na depressão, irão esclarecer o papel da vitamina D na depressão relacionada com as hormonas reprodutivas femininas.

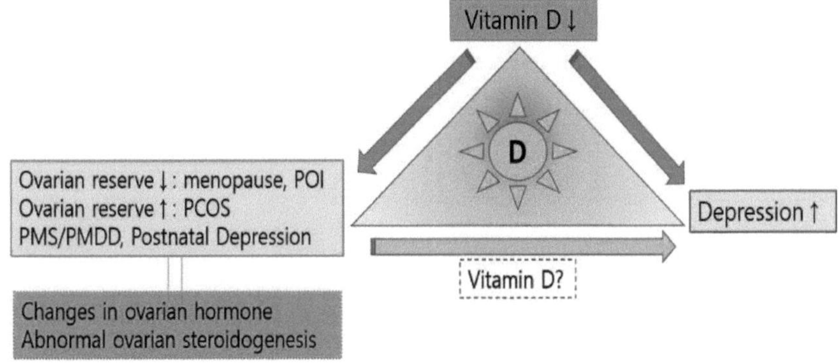

Figura 1. Diagrama esquemático que mostra a relação da vitamina D com as alterações/anormalidades das hormonas ováricas e com a depressão

5.   Papel da microbiota na ligação entre a vitamina D e a Feminino Reprodução/Depressão

Como vimos acima, muitos estudos sugeriram que a vitamina D está relacionada com marcadores de reserva ovariana e depressão, mas alguns mostraram resultados inconsistentes. Aqui, outro aspeto importante a considerar na relação entre a vitamina D e a reprodução feminina ou a depressão é o papel da microbiota, que recentemente tem recebido muito interesse. Nos últimos anos, muitos clínicos e cientistas têm-se concentrado no papel do microbioma na patogénese e prevenção de várias doenças, tendo sido realizados muitos estudos. Sabe-se que os microbiomas intestinais são responsáveis pelo metabolismo dos estrogénios, uma vez que aβ-glucuronidase segregada pelos micróbios converte o estrogénio conjugado em estrogénio desconjugado, como demonstrado em [76]. A ligação dos estrogénios desconjugados aos ERs afecta, em última análise, a saúde

59

reprodutiva e o desenvolvimento neural [77]. Além disso, alguns microbiomas aumentam os mediadores inflamatórios, que regulam positivamente a expressão de enzimas envolvidas na esteroidogénese ovárica e interagem com o estrogénio; assim, podem induzir distúrbios ginecológicos [78,79]. De facto, foi demonstrada uma forte relação entre o microbioma e as doenças ou estados relacionados com os estrogénios (cancro do endométrio, endometriose, miomas uterinos, SOP e síndrome pós-menopausa) [80-85]. Além disso, muitos relatórios indicam que o microbiota intestinal afecta o humor e a saúde do cérebro, regulando as vias imunitárias, neuroendócrinas e neurais, que são componentes do eixo cérebro-intestino-microbiota [86,87], e a alteração do microbiota intestinal está associada à depressão e à ansiedade [88,89].

A dieta e a nutrição são factores importantes para manter a homeostase do microbioma no organismo, e a vitamina D tem sido apontada como um nutriente essencial para manter a homeostase do microbioma intestinal [90]. Por conseguinte, a deficiência de vitamina D pode causar disbiose do microbiota intestinal. Assim, estudos recentes referiram que a vitamina D, enquanto intervenção dietética, é eficaz na prevenção ou tratamento de doenças reprodutivas femininas e da depressão através do eixo estrogénio-microbioma intestinal e do eixo cérebro-microbioma intestinal [91,92]. No contexto destas descobertas, ao avaliar a relação entre a vitamina D e a reprodução/depressão feminina, é importante lembrar que o estado do microbioma do corpo é um fator importante que pode ligar a sua relação.

6.   Referências

1.   Holick, M.F. Vitamin D deficiency (Deficiência de vitamina D). N Engl J Med 2007, 357, 266-281, doi:10.1056/NEJMra070553.

2.   Laird, E.; Ward, M.; McSorley, E.; Strain, J.J.; Wallace, J. Vitamin D and bone health: potential mechanisms. Nutrients 2010, 2, 693-724,

doi:10.3390/nu2070693.

3.   Amrein, K.; Scherkl, M.; Hoffmann, M.; Neuwersch-Sommeregger, S.; Köstenberger, M.; Tmava Berisha, A.; Martucci, G.; Pilz, S.; Malle, O. Vitamin D deficiency 2.0: an update on the current status worldwide. Eur J Clin Nutr 2020, 74, 1498-1513, doi: 10.1038/s41430-020-0558-y.

4.   Gandini, S.; Boniol, M.; Haukka, J.; Byrnes, G.; Cox, B.; Sneyd, M.J.; Mullie, P.; Autier, P. Meta-análise de estudos observacionais dos níveis séricos de 25-hidroxivitamina D e cancro colorrectal, da mama e da próstata e adenoma colorrectal. Int J Cancer 2011, 128, 1414-1424, doi:10.1002/ijc.25439.

5.   Bikle, D.D. Role of vitamin D and calcium signaling in epidermal wound healing (Papel da vitamina D e da sinalização do cálcio na cicatrização de feridas epidérmicas). J Endocrinol Invest 2023, 46, 205-212, doi:10.1007/s40618-022-01893- 5.

6.   Barbalho, S.M.; Goulart, R.A.; Araújo, A.C.; Guiguer É, L.; Bechara, M.D. Síndrome do intestino irritável: uma revisão dos aspectos gerais e o papel potencial da vitamina D. Expert Rev Gastroenterol Hepatol 2019, 13, 345-359, doi:10.1080/17474124.2019.1570137.

7.   Kinuta, K.; Tanaka, H.; Moriwake, T.; Aya, K.; Kato, S.; Seino, Y. A vitamina D é um fator importante na biossíntese de estrogénio das gónadas femininas e masculinas. Endocrinology 2000, 141, 1317-1324, doi:10.1210/endo.141.4.7403.

8.   Eyles, D.W.; Smith, S.; Kinobe, R.; Hewison, M.; McGrath, J.J. Distribution of the vitamin D recetor and 1 alpha-hydroxylase in human brain. J Chem Neuroanat 2005, 29, 21-30, doi:10.1016/j.jchemneu.2004.08.006.

9.   Carlberg, C.; Polly, P. Gene regulation by vitamin D3. Crit Rev Eukaryot Gene Expr 1998, 8, 19-42, doi:10.1615/critreveukargeneexpr.v8.i1.20.

10. Merhi, Z.; Doswell, A.; Krebs, K.; Cipolla, M. A vitamina D altera os genes envolvidos no desenvolvimento folicular e na esteroidogénese em células granulosas do cumulus humano. J Clin Endocrinol Metab 2014, 99, E1137-1145, doi: 10.1210 / jc.2013-4161.

11. Yoshizawa, T.; Handa, Y.; Uematsu, Y.; Takeda, S.; Sekine, K.; Yoshihara, Y.; Kawakami, T.; Arioka, K.; Sato, H.; Uchiyama, Y.; et al. Os ratinhos que não possuem o recetor da vitamina D apresentam uma formação óssea deficiente, hipoplasia uterina e atraso de crescimento após o desmame. Nat Genet 1997, 16, 391-396, doi:10.1038/ng0897-391.

12. Parikh, G.; Varadinova, M.; Suwandhi, P.; Araki, T.; Rosenwaks, Z.; Poretsky, L.; Seto-Young, D. A vitamina D regula a esteroidogénese e a produção da proteína-1 de ligação ao fator de crescimento semelhante à insulina (IGFBP-1) em células ováricas humanas. Horm Metab Res 2010, 42, 754-757, doi:10.1055/s-0030-1262837.

13. Koshkina, A.; Dudnichenko, T.; Baranenko, D.; Fedotova, J.; Drago, F. Effects of Vitamin D(3) in Long-Term Ovariectomized Rats Subjected to Chronic Unpredictable Mild Stress: Implicações de BDNF, NT-3 e NT-4. Nutrientes 2019, 11, doi: 10.3390 / nu11081726.

14. Kim, G.M.; Jeon, G.H. Níveis séricos de vitamina D e marcadores de reserva ovariana em pacientes com amenorreia secundária: Existe uma ligação? Obstet Gynecol Sci 2020, 63, 521-528, doi:10.5468/ogs.20071.

15. Abiri, B.; Sarbakhsh, P.; Vafa, M. Estudo randomizado dos efeitos da suplementação de vitamina D e / ou magnésio no humor, níveis séricos de BDNF, inflamação e SIRT1 em mulheres obesas com sintomas depressivos leves a moderados. NutrNeurosci 2022,25,2123-2 135, doi:10 .1080/1028415x2021.1945859.

16. López-Baena, M.T.; Pérez-Roncero, G.R.; Pérez-López, F.R.; Mezones-Holguín, E.; Chedraui, P. Vitamina D, menopausa e envelhecimento:

quo vadis? Climatério 2020, 23, 123-129, doi:10.1080/13697137.2019.1682543.

17. Cooney, LG; Lee, I.; Sammel, MD; Dokras, A. Alta prevalência de sintomas depressivos e de ansiedade moderados e graves na síndrome dos ovários policísticos: uma revisão sistemática e meta-análise. Hum Reprod 2017, 32, 1075- 1091, doi: 10.1093/humrep/dex044.

18. Allshouse, A.A.; Semple, A.L.; Santoro, N.F. Evidências de sintomas prolongados e únicos relacionados à amenorreia em mulheres com insuficiência ovariana prematura / insuficiência ovariana primária. Menopause 2015, 22, 166-174, doi:10.1097/gme.0000000000000286.

19. Milaneschi, Y.; Shardell, M.; Corsi, A.M.; Vazzana, R.; Bandinelli, S.; Guralnik, J.M.; Ferrucci, L. Serum 25-hydroxyvitamin D and depressive symptoms in older women and men. J Clin Endocrinol Metab 2010, 95, 3225-3233, doi:10.1210/jc.2010-0347.

20. García -Portilla, M.P. [Depressão e perimenopausa: uma revisão]. Actas Esp Psiquiatr 2009, 37, 213-221.

21. Studd, J.; Nappi, R.E. Depressão reprodutiva. Gynecol Endocrinol 2012, 28 Suppl 1, 42-45, doi:10.3109/09513590.2012.651932.

22. Kim, G.M.; Jeon, G.H. Correlation between Serum 25-Hydroxyvitamin D Level and Depression among Korean Women with Secondary Amenorrhea: Um estudo observacional transversal. Nutrients 2022, 14, doi:10.3390/nu14142835.

23. Zhang, W.Y.; Guo, Y.J.; Wang, K.Y.; Chen, L.M.; Jiang, P. Efeitos neuroprotetores da vitamina D e 17ß-estradiol contra a neuroinflamação induzida por ovariectomia e estado depressivo: Papel da via AMPK / NF-κB. IntImmunopharmacol2020 , 86, 106734, doi: 10.1016 / j.intimp.2020.106734.

24. Zec, I.; Tislaric-Medenjak, D.; Megla, Z.B.; Kucak, I. Hormona anti-

Mülleriana: um marcador bioquímico único do desenvolvimento gonadal e da fertilidade em humanos. Biochem Med (Zagreb) 2011, 21, 219-230, doi:10.11613/bm.2011.031.

25. Tal, R.; Seifer, DB Teste de reserva ovariana: um guia do usuário. Am J Obstet Gynecol 2017, 217, 129-140, doi: 10.1016 / j.ajog.2017.02.027.

26. Merhi, Z.O.; Seifer, D.B.; Weedon, J.; Adeyemi, O.; Holman, S.; Anastos, K.; Golub, E.T.; Young, M.; Karim, R.; Greenblatt, R.; et al. Circulating vitamin D correlates with serum antimüllerian hormone levels in late-reproductive-aged women: Estudo de HIV da Interagência das Mulheres. Fertil Steril 2012, 98, 228-234, doi:10.1016/j.fertnstert.2012.03.029.

27. Jukic, AM; Steiner, AZ; Baird, DD Associação entre 25-hidroxivitamina D sérica e reserva ovariana em mulheres na pré-menopausa. Menopausa 2015, 22, 312-316, doi: 10.1097/gme.0000000000000312.

28. Dennis, N.A.; Houghton, L.A.; Jones, G.T.; van Rij, A.M.; Morgan, K.; McLennan, I.S. O nível da hormona anti-Mülleriana sérica correlaciona-se com o estado da vitamina D em homens e mulheres, mas não em rapazes. J Clin Endocrinol Metab 2012, 97, 2450-2455, doi:10.1210/jc.2012-1213.

29. Bacanakgil, B.H.; İlhan, G.; Ohanoğlu, K. Efeitos da suplementação de vitamina D nos marcadores de reserva ovariana em mulheres inférteis com reserva ovariana diminuída. Medicina (Baltimore) 2022, 101, e28796, doi: 10.1097 / md.0000000000028796.

30. Aramesh, S.; Alifarja, T.; Jannesar, R.; Ghaffari, P.; Vanda, R.; Bazarganipour, F. A suplementação de vitamina D melhora a reserva ovariana em mulheres com reserva ovariana diminuída e deficiência de vitamina D: um estudo de intervenção antes e depois. BMC Endocr Disord 2021, 21, 126, doi: 10.1186 / s12902-021-00786-7.

31. Drakopoulos, P.; van de Vijver, A.; Schutyser, V.; Milatovic, S.; Anckaert, E.; Schiettecatte, J.; Blockeel, C.; Camus, M.; Tournaye, H.;

Polyzos, N.P. O efeito dos níveis séricos de vitamina D nos marcadores de reserva ovariana: um estudo transversal prospetivo. Hum Reprod 2017, 32, 208-214, doi: 10.1093 / humrep / dew304.

32.	Shapiro, AJ; Darmon, SK; Barad, DH; Gleicher, N.; Kushnir, VA Os níveis de vitamina D não estão associados à reserva ovariana em um grupo de mulheres inférteis com alta prevalência de reserva ovariana diminuída. Fertil Steril 2018, 110, 761-766.e761, doi: 10.1016 / j.fertnstert.2018.05.005.

33.	Moridi, I.; Chen, A.; Tal, O.; Tal, R. The Association between Vitamin D and Anti-Müllerian Hormone: Uma revisão sistemática e meta-análise. Nutrientes 2020, 12, doi: 10.3390 / nu12061567.

34.	Yin, WW; Huang, CC; Chen, YR; Yu, DQ; Jin, M.; Feng, C. O efeito da medicação nos níveis séricos de hormônio antimülleriano (AMH) em mulheres em idade reprodutiva: uma meta-análise. BMC Endocr Disord 2022, 22, 158, doi: 10.1186/s12902-022-01065-9.

35.	Karimi, E.; Arab, A.; Rafiee, M.; Amani, R. Uma revisão sistemática e meta-análise da associação entre vitamina D e reserva ovariana. Sci Rep 2021, 11, 16005, doi:10.1038/s41598-021-95481-x.

36.	Thomson, R.L.; Spedding, S.; Buckley, J.D. Vitamina D na etiologia e gestão da síndrome dos ovários policísticos. Clin Endocrinol (Oxf) 2012, 77, 343-350, doi:10.1111/j.1365-2265.2012.04434.x.

37.	Kuyucu, Y.; Ç elik, L.S.; Kendirlinan, Ö .; Tap, Ö .; Mete, U. Investigação das alterações estruturais uterinas no modelo experimental com síndrome dos ovários poliquísticos e efeitos do tratamento com vitamina D: Um estudo ultra-estrutural e imunohistoquímico. Reprod Biol 2018, 18, 53-59, doi:10.1016/j.repbio.2018.01.002.

38.	Guo, J.; Liu, S.; Wang, P.; Ren, H.; Li, Y. Caracterização da expressão de VDR e CYP27B1 no endométrio durante o ciclo menstrual antes da transferência do embrião: implicações para a recetividade endometrial. Reprod

Biol Endocrinol 2020, 18, 24, doi: 10.1186 / s12958-020-00579-y.

39.	Menichini, D.; Forte, G.; Orrù, B.; Gullo, G.; Unfer, V.; Facchinetti, F. O papel da vitamina D nas perturbações metabólicas e reprodutivas da síndrome dos ovários poliquísticos: Uma mini-revisão narrativa. Int J Vitam Nutr Res 2022, 92, 126-133, doi:10.1024/0300-9831/a000691.

40.	Zhao, J.; Liu, S.; Wang, Y.; Wang, P.; Qu, D.; Liu, M.; Ma, W.; Li, Y. A vitamina D melhora os resultados da fertilização in vitro em mulheres inférteis com síndrome dos ovários policísticos e resistência à insulina. Minerva Med 2019, 110, 199- 208, doi: 10.23736 / s0026-4806.18.05946-3.

41.	Colonese, F.; Laganà, A.S.; Colonese, E.; Sofo, V.; Salmeri, F.M.; Granese, R.; Triolo, O. The pleiotropic effects of vitamin D in gynaecological and obstetric diseases: an overview on a hot topic. Biomed Res Int 2015, 2015, 986281, doi:10.1155/2015/986281.

42.	Bičíková, M.; Dušková, M.; Vítků, J.; Kalvachová, B.; Řípová, D.; Mohr, P.; Stárka, L. Vitamina D em ansiedade e transtornos afetivos. Physiol Res 2015, 64, S101-103, doi: 10.33549 /physiolres.933082.

43.	Kiani, Z.; Simbar, M.; Hajian, S.; Zayeri, F. A prevalência de sintomas de depressão entre mulheres inférteis: uma revisão sistemática e meta-análise. Fertil Res Pract 2021, 7, 6, doi:10.1186/s40738-021-00098-3.

44.	Strawbridge, R.; Young, A.H.; Cleare, A.J. Biomarcadores para depressão: percepções recentes, desafios atuais e perspectivas futuras. Neuropsychiatr Dis Treat 2017, 13, 1245-1262, doi: 10.2147/ndt.S114542.

45.	Fernandes de Abreu, D.A.; Eyles, D.; Féron, F. Vitamin D, a neuro-immunomodulator: implications for neurodegenerative and autoimmune diseases. Psychoneuroendocrinology 2009, 34 Suppl 1, S265-277, doi:10.1016/j.psyneuen.2009.05.023.

46.	Casseb, G.A.S.; Kaster, M.P.; Rodrigues, A.L.S. Papel potencial da vitamina D para o tratamento da depressão e da ansiedade. CNS Drugs 2019,

33, 619- 637, doi: 10.1007 / s40263-019-00640-4.

47.	Spedding, S. Vitamina D e depressão: uma revisão sistemática e meta-análise comparando estudos com e sem falhas biológicas. Nutrientes 2014, 6, 1501-1518, doi:10.3390/nu6041501.

48.	Di Gessa, G.; Biddulph, J.P.; Zaninotto, P.; de Oliveira, C. Mudanças nos níveis de vitamina D e sintomas depressivos na velhice na Inglaterra. Sci Rep 2021, 11, 7724, doi:10.1038/s41598-021-87432-3.

49.	Comité do Instituto de Medicina para a Revisão das Dosagens Dietéticas de Referência de Vitamina D.; Cálcio. Coleção das Academias Nacionais: Relatórios financiados pelos Institutos Nacionais de Saúde. Em Dietary Reference Intakes for Calcium and Vitamin D, Ross, A.C., Taylor, C.L., Yaktine, A.L., Del Valle, H.B., Eds.; National Academies Press (US): Washington (DC), 2011.

50.	Rhee, S.J.; Lee, H.; Ahn, Y.M. Serum Vitamin D Concentrations Are Associated With Depressive Symptoms in Men [Concentrações séricas de vitamina D estão associadas a sintomas depressivos em homens]: A Sexta Pesquisa Nacional de Exame de Saúde e Nutrição da Coreia de 2014. Front Psychiatry 2020, 11, 756, doi: 10.3389 / fpsyt.2020.00756.

51.	Pan, A.; Lu, L.; Franco, O.H.; Yu, Z.; Li, H.; Lin, X. Associação entre sintomas depressivos e 25-hidroxivitamina D em chineses de meia-idade e idosos. J Affect Disord 2009, 118, 240-243, doi:10.1016/j.jad.2009.02.002.

52.	Mikola, T.; Marx, W.; Lane, M.M.; Hockey, M.; Loughman, A.; Rajapolvi, S.; Rocks, T.; O'Neil, A.; Mischoulon, D.; Valkonen-Korhonen, M.; et al. The effect of vitamin D supplementation on depressive symptoms in adults: Uma revisão sistemática e meta-análise de ensaios clínicos randomizados. Crit Rev Food Sci Nutr 2022, 1-18, doi:10.1080/10408398.2022.2096560.

53.	Vellekkatt, F.; Menon, V. Efficacy of vitamin D supplementation in major depression: Uma meta-análise de ensaios clínicos randomizados. J Postgrad Med 2019, 65, 74-80, doi: 10.4103 / jpgm.JPGM_571_17.

54.   Lázaro Tomé, A.; Reig Cebriá, M.J.; González -Teruel, A.; Carbonell-Asíns, J.A.; Cañete Nicolás, C.; Hernández-Viadel, M. Efficacy of vitamin D in the treatment of depression: a systematic review and meta-analysis. Actas Esp Psiquiatr 2021, 49, 12-23.

55.   Cheng, Y.C.; Huang, Y.C.; Huang, W.L. O efeito do suplemento de vitamina D nas emoções negativas: Uma revisão sistemática e meta-análise. Depress Anxiety 2020, 37, 549-564, doi:10.1002/da.23025.

56.   Snegarova, V.; Naydenova, D. Vitamin D: a Review of its Effects on Epigenetics and Gene Regulation [Vitamina D: uma revisão dos seus efeitos na epigenética e na regulação dos genes]. Folia Medica 2020, 662-668.

57.   Musazadeh, V.; Keramati, M.; Ghalichi, F.; Kavyani, Z.; Ghoreishi, Z.; Alras, K.A.; Albadawi, N.; Salem, A.; Albadawi, M.I.; Salem, R.; et al. A vitamina D protege contra a depressão: Evidências de uma meta-análise guarda-chuva sobre meta-análises intervencionais e observacionais. Pharmacol Res 2023, 187, 106605, doi:10.1016/j.phrs.2022.106605.

58.   Srifuengfung, M.; Srifuengfung, S.; Pummangura, C.; Pattanaseri, K.; Oon-Arom, A.; Srisurapanont, M. Efficacy and acceptability of vitamin D supplements for depressed patients: Uma revisão sistemática e meta-análise de ensaios clínicos randomizados. Nutrition 2023, 108, 111968, doi:10.1016/j.nut.2022.111968.

59.   Wise, P.M.; Dubal, D.B.; Wilson, M.E.; Rau, S.W.; Liu, Y. Estrogénios: factores tróficos e protectores no cérebro adulto. Front Neuroendocrinol 2001, 22, 33-66, doi:10.1006/frne.2000.0207.

60.   McEwen, B.S.; Alves, S.E. Estrogen actions in the central nervous system. Endocr Rev 1999, 20, 279-307, doi:10.1210/edrv.20.3.0365.

61.   Genazzani, A.R.; Stomati, M.; Morittu, A.; Bernardi, F.; Monteleone, P.; Casarosa, E.; Gallo, R.; Salvestroni, C.; Luisi, M. Progesterona,

progestagénios e o sistema nervoso central. Hum Reprod 2000, 15 Suppl 1, 14-27, doi:10.1093/humrep/15.suppl_1.14.

62.	Laflamme, N.; Nappi, R.E.; Drolet, G.; Labrie, C.; Rivest, S. Expressão e caraterização neuropeptidérgica dos receptores de estrogénio (ERalpha e ERbeta) no cérebro do rato: evidência anatómica de papéis distintos de cada subtipo. J Neurobiol 1998, 36, 357-378, doi:10.1002/(sici)1097- 4695(19980905)36:3<357::aid-neu5>3.0.co;2-v.

63.	Wise, D.D.; Felker, A.; Stahl, S.M. Tailoring treatment of depression for women across the reproductive lifecycle: the importance of pregnancy, vasomotor symptoms, and other estrogen-related events in psychopharmacology. CNS Spectr 2008, 13, 647-662, doi:10.1017/s1092852900013742.

64.	Stahl, S.M. Natural estrogen as an antidepressant for women. J Clin Psychiatry 2001, 62, 404-405, doi:10.4088/jcp.v62n0601.

65.	Smith, L.J.; Henderson, J.A.; Abell, C.W.; Bethea, C.L. Effects of ovarian steroids and raloxifene on proteins that synthesize, transport, and degrade serotonin in the raphe region of macaques. Neuropsychopharmacology 2004, 29, 2035-2045, doi:10.1038/sj.npp.1300510.

66.	Pau, K.Y.; Hess, D.L.; Kohama, S.; Bao, J.; Pau, C.Y.; Spies, H.G. O estrogénio regula positivamente a libertação de noradrenalina no hipotálamo mediobasal e a expressão do gene da tirosina hidroxilase no tronco cerebral de macacos rhesus ovariectomizados. J Neuroendocrinol 2000, 12, 899-909, doi:10.1046/j.1365-2826.2000.00549.x.

67.	Thompson, T.L.; Moss, R.L. Modulação da atividade dopaminérgica mesolímbica durante o ciclo estral do rato. Neurosci Lett 1997, 229, 145-148, doi:10.1016/s0304-3940(97)00450-3.

68.	Nappi, R.E.; Rivest, S. O ciclo ovulatório influencia o efeito estimulador do stress na expressão do ácido ribonucleico mensageiro do recetor do fator de libertação de corticotropina no núcleo paraventricular do hipotálamo da ratazana. Endocrinology 1995, 136, 4073-4083, doi:10.1210/endo.136.9.7649116.

69. Tahboub, R.; Arafah, B.M. Sex steroids and the thyroid. Best Pract Res Clin Endocrinol Metab 2009, 23, 769-780, doi:10.1016/j.beem.2009.06.005.

70. Dybciak, P.; Raczkiewicz, D.; Humeniuk, E.; Powrózek, T.; Gujski, M.; Małecka-Massalska, T.; Wdowiak, A.; Bojar, I. Depressão na Síndrome dos Ovários Policísticos: Uma revisão sistemática e meta-análise. J Clin Med 2023, 12, doi: 10.3390 / jcm12206446.

71. Maulitz, L.; Stickeler, E.; Stickel, S.; Habel, U.; Tchaikovski, S.N.; Chechko, N. Endometriose, comorbilidades psiquiátricas e neuroimagem: Estimando as probabilidades de um cérebro de endometriose. Front Neuroendocrinol 2022, 65, 100988, doi:10.1016/j.yfrne.2022.100988.

72. Kolhe, J.V.; Chhipa, A.S.; Butani, S.; Chavda, V.; Patel, S.S. PCOS and Depression: Links comuns e alvos potenciais. Reprod Sci 2022, 29, 3106-3123, doi:10.1007/s43032-021-00765-2.

73. Yalamanchili, V.; Gallagher, J.C. O tratamento com terapia hormonal e calcitriol não afectou a depressão em mulheres mais velhas na pós-menopausa: nenhuma interação com polimorfismos do genótipo do recetor de estrogénio e vitamina D. Menopause 2012, 19, 697-703, doi:10.1097/gme.0b013e31823bcec5.

74. Moran, LJ; Teede, HJ; Vincent, AJ A vitamina D está independentemente associada à depressão em mulheres com sobrepeso com e sem SOP. Gynecol Endocrinol 2015, 31, 179-182, doi: 10.3109 / 09513590.2014.975682.

75. Naqvi, S.H.; Moore, A.; Bevilacqua, K.; Lathief, S.; Williams, J.; Naqvi, N.; Pal, L. Preditores de depressão em mulheres com síndrome dos ovários policísticos. Arch Womens Ment Health 2015, 18, 95-101, doi:

10.1007/s00737-014-0458-z.

76.   Williams, C.L.; Garcia-Reyero, N.; Martyniuk, C.J.; Tubbs, C.W.; Bisesi, J.H., Jr. Regulação dos sistemas endócrinos pelo microbioma: Perspectivas de modelos animais comparativos. Gen Comp Endocrinol 2020, 292, 113437, doi: 10.1016 / j.ygcen.2020.113437.

77.   Baker, J.M.; Al-Nakkash, L.; Herbst-Kralovetz, M.M. Estrogen-gut microbiome axis: Implicações fisiológicas e clínicas. Maturitas 2017, 103, 45-53, doi: 10.1016 / j.maturitas.2017.06.025.

78.   Borella, F.; Carosso, A.R.; Cosma, S.; Preti, M.; Collemi, G.; Cassoni, P.; Bertero, L.; Benedetto, C. Gut Microbiota and Gynecological Cancers: Um Resumo dos Mecanismos Patogenéticos e Direções Futuras. ACS Infect Dis 2021, 7, 987-1009, doi:10.1021/acsinfecdis.0c00839.

79.   Khan, KN; Fujishita, A.; Kitajima, M.; Hiraki, K.; Nakashima, M.; Masuzaki, H. Colonização microbiana intra-uterina e ocorrência de endometrite em mulheres com endometriose†. Hum Reprod 2014, 29, 2446-2456, doi: 10.1093 / humrep / dedu222.

80.   Caselli, E.; Soffritti, I.; D'Accolti, M.; Piva, I.; Greco, P.; Bonaccorsi, G. Atopobium vaginae e Porphyromonas somerae induzem a expressão de citocinas pró-inflamatórias em células endometriais: Uma possível implicação para o câncer endometrial? Cancer Manag Res 2019, 11, 8571-8575, doi:10.2147/cmar.S217362.

81.   Lu, W.; He, F.; Lin, Z.; Liu, S.; Tang, L.; Huang, Y.; Hu, Z. Disbiose da microbiota endometrial e sua associação com citocinas inflamatórias no câncer endometrial. Int J Cancer 2021, 148, 1708-1716, doi:10.1002/ijc.33428.

82.   Svensson, A.; Brunkwall, L.; Roth, B.; Orho-Melander, M.; Ohlsson, B. Associações entre endometriose e microbiota intestinal. Reprod Sci 2021, 28, 2367-2377, doi: 10.1007 / s43032-021-00506-5.

83.   Qiu, J.R.; Yang, M.Y.; Ma, Y.L.; Yang, M.C. Efeito de Ejiao (Asini

Corii Colla) e cola de carapaça de tartaruga na microbiota intestinal em camundongos nus com miomas uterinos com base no sequenciamento de alto rendimento do gene 16SrRNA. Evid Based Complement Alternat Med 2022, 2022, 3934877, doi:10.1155/2022/3934877.

84.   Liu, R.; Zhang, C.; Shi, Y.; Zhang, F.; Li, L.; Wang, X.; Ling, Y.; Fu, H.; Dong, W.; Shen, J.; et al. Disbiose da microbiota intestinal associada a parâmetros clínicos na síndrome do ovário policístico. Front Microbiol 2017, 8, 324, doi: 10.3389 / fmicb.2017.00324.

85.   Fuhrman, B.J.; Feigelson, H.S.; Flores, R.; Gail, M.H.; Xu, X.; Ravel, J.; Goedert, J.J. Associações do microbioma fecal com estrogénios urinários e metabolitos de estrogénio em mulheres pós-menopáusicas. J Clin Endocrinol Metab 2014, 99, 4632-4640, doi: 10.1210 / jc.2014-2222.

86.   Dinan, T.G.; Cryan, J.F. Eixo intestino-cérebro em 2016: Eixo cérebro-intestino-microbiota
- humor, metabolismo e comportamento. Nat Rev Gastroenterol Hepatol 2017, 14, 69-70, doi:10.1038/nrgastro.2016.200.

87.   Chang, L.; Wei, Y.; Hashimoto, K. O eixo cérebro-intestino-microbiota na depressão: Uma visão histórica e direcções futuras. Brain Res Bull 2022, 182, 44-56, doi:10.1016/j.brainresbull.2022.02.004.

88.   Bear, T.L.K.; Dalziel, J.E.; Coad, J.; Roy, N.C.; Butts, CA; Gopal, P.K. O papel da microbiota intestinal em intervenções dietéticas para depressão e ansiedade. Adv Nutr 2020, 11, 890-907, doi: 10.1093 / avanços / nmaa016.

89.   Chen, M.; Xie, C.R.; Shi, Y.Z.; Tang, T.C.; Zheng, H. Gut microbiota and major depressive disorder: Uma randomização mendeliana bidirecional. J Affect Disord 2022, 316, 187-193, doi: 10.1016 / j.jad.2022.08.012.

90.   Singh, P.; Rawat, A.; Alwakeel, M.; Sharif, E.; Al Khodor, S. O papel potencial da suplementação de vitamina D como modificador da microbiota intestinal em indivíduos saudáveis. Sci Rep 2020, 10, 21641,

doi:10.1038/s41598-020-77806-4.

91.   Arjeh, S.; Darsareh, F.; Asl, Z.A.; Azizi Kutenaei, M. Effect of oral consumption of vitamin D on uterine fibroids: Um ensaio clínico randomizado. Complemento Ther Clin Pract 2020, 39, 101159, doi: 10.1016 / j.ctcp.2020.101159.

92.   Renteria, K.; Nguyen, H.; Koh, G.Y. O papel da vitamina D na depressão e nas perturbações de ansiedade: uma revisão da literatura. Nutr Neurosci 2023, 1-9, doi:10.1080/1028415x.2023.2186318.

93.   Ross, A.C.; Manson, J.E.; Abrams, S.A.; Aloia, J.F.; Brannon, P.M.; Clinton, S.K.; Durazo-Arvizu, R.A.; Gallagher, J.C.; Gallo, R.L.; Jones, G.; et al. The 2011 report on dietary reference intakes for calcium and vitamin D from the Institute of Medicine: what clinicians need to know. J Clin Endocrinol Metab 2011, 96, 53-58, doi:10.1210/jc.2010-2704.

94.   Holick, M.F.; Binkley, N.C.; Bischoff-Ferrari, H.A.; Gordon, C.M.; Hanley, D.A.; Heaney, R.P.; Murad, M.H.; Weaver, C.M. Evaluation, treatment, and prevention of vitamin D deficiency: an Endocrine Society clinical practice guideline. J Clin Endocrinol Metab 2011, 96, 1911-1930, doi:10.1210/jc.2011- 0385.

7. Recomendações e Resumo

Várias autoridades de saúde importantes desenvolveram recomendações para suplementos de vitamina D e orientações sobre as concentrações séricas óptimas de 25-hidroxivitamina D [25(OH)D]. Os Institutos de Medicina dos EUA (IOM) recomendaram uma concentração-alvo de 25(OH)D de 20 ngmL (50 nmol/L) centrada na saúde óssea e recomendaram 400 UI/d para bebés; 600 UI/d para crianças, adolescentes e adultos; e 800 UI/d para adultos com mais de 70 anos para manter uma concentração desejável de 25(OH)D [93]. No entanto, as directrizes da maioria das outras sociedades centradas nos efeitos pleiotrópicos da vitamina D recomendaram uma concentração alvo de 25(OH)D de 30 ng/mL (75 nmol/L). A Endocrine Society, nos EUA, recomendou 400-1000 UI/d para bebés, 600-1000 UI/d para crianças com mais de 1 ano e 1500-2000 UI/d para todos os adultos. Foi também recomendado para pessoas obesas (IMC > 30 kg/m2) que tomassem uma dose três vezes superior à dose recomendada para indivíduos com um peso corporal normal [94]. O nível ideal de vitamina D e a dose recomendada de ingestão de vitamina D para as mulheres com SOP ainda são controversos, e tem havido vários relatórios sobre a suplementação de vitamina D em várias concentrações, mas alguns sugeriram que concentrações mais baixas de vitamina D (400-800 UI/dia) podem ser benéficas [39].

A associação significativa da vitamina D com marcadores de reserva ovárica e depressão foi revelada em numerosos estudos básicos ou clínicos, mas alguns estudos clínicos observacionais e de intervenção mostraram resultados inconsistentes. Estes resultados podem dever-se à heterogeneidade destes estudos em termos de sujeitos de estudo, desenho do estudo, intervenção, marcador de reserva ovárica ou método de medição da depressão, estado da vitamina D dos sujeitos de estudo e factores moduladores considerados. No entanto, meta-análises recentes de estudos de intervenção forneceram resultados promissores que demonstram que a suplementação com vitamina D melhora significativamente a HAM, especialmente num subgrupo de mulheres com reservas ováricas normais ou diminuídas, e diminui os sintomas depressivos e o risco. A demonstração de uma associação da vitamina D tanto com as reservas ováricas como com a depressão pode sugerir que a vitamina D pode ser outra chave importante na explicação da depressão reprodutiva feminina, mas espera-se mais investigação sobre este tópico. Serão necessários estudos de maior escala em ambientes padronizados para obter mais informações sobre o papel da vitamina D na reprodução feminina e na depressão.

* As imagens deste livro são de www.ingimage.com (exceto a Fig. 1)

Encerramento observações

A vitamina D está a receber muita atenção, uma vez que se pensa que desempenha uma variedade de papéis na saúde cardiovascular, endócrina, imunitária, da obesidade e mental, para além da saúde óssea. Em particular, existem muitos resultados de investigação que demonstram que a vitamina D desempenha um papel positivo na função ovárica, nas hormonas e na depressão das mulheres, mas é de notar que alguns relatórios são inconsistentes.

Este livro não foi escrito para exagerar ou opor-se ao papel da vitamina D na reserva ovárica relacionada com o envelhecimento dos ovários das mulheres e com a depressão relacionada com as hormonas femininas, mas para ajudar a fornecer uma compreensão correcta da vitamina D com base em estudos relacionados conhecidos até à data. Além disso, espero que, com base no conteúdo deste livro, muitas pessoas possam receber ajuda para compreender e utilizar corretamente os suplementos de vitamina D.

Reconhecimento

Estou em dívida para com outros colegas médicos que me ajudaram a editar este livro. Gostaria de reconhecer e agradecer a Gyung-Mee Kim, MD, PhD.

Este trabalho foi apoiado por uma bolsa do ano de investigação da Universidade de Inje em 2021 (20210022).

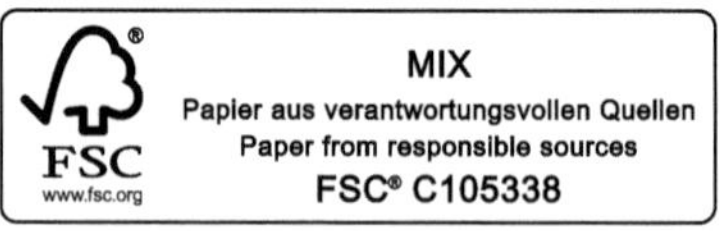

Printed by Books on Demand GmbH, Norderstedt / Germany